皇家有病知多少

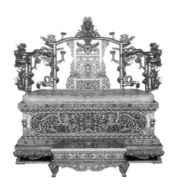

（新加坡）何乃强 著

九州出版社 ｜ 全国百佳图书出版单位
JIUZHOUPRESS

图书在版编目（CIP）数据

皇家有病知多少 / （新加坡）何乃强著.—北京：九州出版社，2013.6

ISBN 978-7-5108-2206-3

Ⅰ．①皇… Ⅱ．①何… Ⅲ．①疾病－医学史－中国－古代－通俗读物 Ⅳ．①R-092

中国版本图书馆CIP数据核字（2013）第149383号

著作权合同登记号：图字 01-2013-7374 号

皇家有病知多少

作　　者	（新加坡）何乃强　著
出版发行	九州出版社
出 版 人	黄宪华
地　　址	北京市西城区阜外大街甲 35 号（100037）
发行电话	（010）68992190/2/3/5/6
网　　址	www.jiuzhoupress.com
电子信箱	jiuzhou@jiuzhoupress.com
印　　刷	九洲财鑫印刷有限公司
开　　本	787 毫米 × 1092 毫米　16 开
印　　张	18.25
字　　数	205 千字
版　　次	2014 年 1 月第 1 版
印　　次	2014 年 1 月第 1 次印刷
书　　号	ISBN 978-7-5108-2206-3
定　　价	36.00 元

目 录

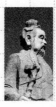

皇家有病 知多少

代序　从故事说起……

　　小时候酷爱听故事。不论是爸妈讲的民间故事，老师讲的历史和励志故事，以及丽的呼声电台中李大傻的粤语广播故事，都会令我沉浸其中，如痴如醉。稍长后，喜欢阅读，不爱看风花雪月的美文，偏爱历史人物传记、历代帝皇轶事、宫廷秘闻和武侠小说。往往一卷在手，就废寝忘食，甚至可以独在房内，终日无语。

　　当年，唐太宗的谏官魏征积劳成疾而死，太宗吊唁时说："以铜为镜，可以正衣冠；以史为镜，可以知兴替；以人为镜，可以明得失。朕常保此三镜，以防己过。今魏征殂逝，遂亡一镜矣。"我阅读众多书籍，不也是以人以史为镜吗？

　　广读群书之后，我认识了古今中外许许多多人物。他们的行为思想和一切功过，都可以作为我做人做事的借鉴。在阅读中，我汲取忠信仁义的价值观，学会分辨正邪善恶，知道邪不胜正，善有善报。遂致力于修身养性，力求做个对社会有用的人。

退休以后，阅读依然是我的最爱，是生活中不可缺少的部分，而爱读史籍的兴趣依然不减当年。所不同的是，岁月更迭，年纪增长后，自己对人对事亦随人生经历而有不同的体会和诠释。同一本书，反复阅读后，前后也可能有不同的感受，不同的理解和思考。譬如在阅读中国历朝故事时，我不再注意朝代盛衰的近因远因，不再评断历史人物的忠奸，而注意到皇帝妃嫔的疾病和死亡，这也许是因为数十年的医学生涯锻炼出我对疾病的敏感度，对病因的好奇，对诊断的怀疑……总的来说，这是一种职业病吧！

因为怀疑，我大胆假设，细心研究和考证。有时看到书中三言两语述说某君王因某种病丧命，产生怀疑，遂根据有限的资料，大量去翻阅史书和现代医书，并凭借临床经验，或推翻古代说法，或证实其果然。因为钻研，每到书局，我便一头扎到历史书架旁，翻阅厚厚的历史书。那些年，老友陈满贵在上海工作，回国时必给我带来新出炉的历史书籍。结果，新版"读《史记》之系列"，《唐朝21帝》《宋朝18帝》《明朝16帝》《清朝12帝》《正说清朝》和《明朝那些事儿》等书取代了摆在书房的其他一些中外名著。

每当书中有些篇章与情节引起我的兴趣，如书中人物的病患（包括肉体、心理、精神疾病），太医的行为与际遇，死者的生卒年岁、寿命长短或是其他和医学有关的事，我都会一一插入标签或加上眉批，列出疑问，俨然一名法医，要找出死因及真相！朋友知道我有这种"癖性"，建

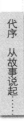
议我把所读到的历史故事"心得"撰写成文，与他们分享。

　　恰好在那个时候，新加坡《联合早报》"早报星期天"编辑谢裕民先生联络我，邀请我写一些替古代君臣诊病的文章。受到裕民的鼓励，我着手从皇帝、嫔妃、太医、臣子等人开始，用现代医者的眼光，"替"古代君臣"诊病"，分析他们的病患，质疑史册所记录的死因。为了增加大家对一些病理学的认识，我还用了古今对照，把现代对这些疾病的解读和治疗方法，一并带入。开始时，我担心这样的写法会画蛇添足，杂乱无章。但读者反应很好，认为这些论述可以增进医学知识。于是，我兴致盎然，一边读史，一边把脉，一边寻索参考资料，写下这几十篇读史笔记，呈献给读者。

何乃强

2012 年 11 月 11 日

只要治不好皇帝或嫔妃的病，
就是犯了欺君之罪，
太医是无从抗辩、解释的。

太医难当

别以为九五之尊的皇帝，真的是万岁万万岁，万寿无疆。从生物学观点来看，皇帝也是血肉之躯，也会有"帝不豫"、"上不豫"（身体不适），也一样会龙体欠安生病。

把中国历代 559 位帝王（397 位皇帝及 162 位王）的寿终年岁做个统计，就会发现，他们不但未能安享期颐百岁之寿，反而大多短命驾崩，平均只活了短短的 38 年（虚岁 39）。以明朝的 16 位皇帝来算，平均寿命才只有短短的 42.2 岁！

但是贵为天子，就会有全国第一流的医师随侍左右，照顾龙体。这些即是历史上所说的太医。

根据《辞源》的解释，皇帝的医生泛称太医或御医，也作为对医生的敬称。历朝历代的太医或御医的职称有所不同，界限也不分明。在先秦、周朝、北朝的北周时期，医生就有很多名目或职称，并分成很多不同等级，如：食医、疾医、疡医和兽医等。说到底，他们所担当的职务不过是为王权服务。最近，北京语言大学周思源教授在"百家讲坛"中针对太医和御医的职称和身份进行了一番论证，指出在清朝，人们一般尊称医生为"太医"，其实他们并不是真正的御医。

说到太医，他们出入皇宫，工作职责就是专门给皇帝及家属看病、治病。全职照顾皇上的御用医师都称做御医。皇帝有病，当然由御医"请脉"医治。至于兼用民间医生为皇上治疗的情况，属于少见。如清朝光绪皇帝百病缠身，久医不愈，令太医感到棘手，只好下诏访求民间良医进宫与太医一齐治病。这种记录，实属罕有。

其实，真正的御医是极少数的。不过职责只是照顾一个人，工作虽然很轻松，但是，除此之外，岂不是闷死御医？

所以，大多数的御医都会有"兼职"工作，除了专门为皇帝、妃嫔、皇子等皇家成员看病，也会被请去替王公大臣看病。

通常御医或太医都是有高明医术的医师，所以能够被召进皇宫行医。但是御医的身份地位不同，是拥有朝廷官阶、几品大官的医师。虽然御医是属众多太医之一份子，也被尊称为"太医"，不过太医未必一定是御医！

太医看的病人不多，所处理的病例也是有限。他们生活在一个活动受限制的宫廷范围里，少有机会和外界接触，少有机会诊疗到很多不同类型的病例，病人数量也不多，结果他们的临床经验也就没有与日俱进，恐怕不出几年，医术不是停滞不前，就是一落千丈！如果以现代的行医准则来评估这些太医，要求他们交出每年参与强制的继续医学教育（Continuing Medical Education，CME ①）的成绩单，恐怕不会有很多人能够顺利"过关"，更新行医执照。

封建社会有其严格遴选太医的程序及制度。通常一个民间医师要先被地方官看中推荐，才能当医官。而且他必须填上详细的个人资料，以及他的家族资料如父族、母族、妻族的姓名、地址、保证人（通常是地方官）等。一个医官也要被贵族提名推举，才能更上一层楼当上太医！而当了太医还是要填报详细的个人资料，以及他的家族资料如父族、母族、妻族的姓名、地址，一如现在的求职受聘的人需要呈交简历一样。当时的目的是一旦太医日后犯错，皇室就有资料可追寻，就能处置他和亲人。除了革职、刑杖、全家流放之外，还会以此为依据诛灭三族甚至九族，连担保人也难逃责打。只要治不好皇帝或嫔妃的病，就是犯了欺君之罪，太医是无从抗辩、解释的，哪管那是由于迟来看病、已是病入膏肓，还是先天遗传病、急症、药物反应……帝王才不管呢！

这些医师能够被选中入宫当上御医、太医，必定是公认医术高明，誉满杏林的名医。一旦"选在君王侧"，穿上几品官服，羡煞别人。但究竟当上太医是祸是福？是"一登龙门，身价百倍"，还是进入虎穴，"伴君如伴虎"？

表面上，当太医是一份悠闲好差事，衣食无忧，生活写意，优哉游

---

① 继续医学教育有严格的要求，凡是执业医生每年都得累积足够的学分，如证明有阅读很多医学文献、刊物，参与研讨会、医学会议，以及诊病甚至教学、著作等等的记录，否则就不能够更新执照，被勒令"停牌"不能行医。

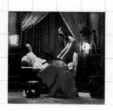

哉！殊不知当太医者，每时每刻都会有性命的危险。因为就算太医是当时医术最高明的医师，但医治皇帝和他所宠爱的人的病，也难以确保诊治无误。由于病人是非同小可的尊贵人物，太医诊治病人都是顾虑重重，战战兢兢，如临深渊，如履薄冰。所以经常发生悲剧，病人死了，医师就要受处罚。故此不是太医被杀，就是皇帝"龙御归天"。

皇帝对太医的观念是太医万能，能够有起死回生的本领。故此陛下对太医的要求是：一定要把病医好！一旦宠爱的人药石无灵，撒手尘寰，皇帝必定归咎于太医无能、失职，结果太医就会遭殃被处死。1382年，明太祖朱元璋的马皇后病重，召来太医诊治，马皇后竟然拒绝服药。好心肠的她，自知病势不轻，吃药无效，一旦病殁，皇上必定降罪太医们，将他们处死，所以不忍太医因她的死而要赔上一条老命！

由此可见，当太医是一份非常"危险"的职业。太医不是被杀死，就是被吓死。当皇帝病危时，下诏向全国征求医术高明者，谁敢冒生命危险，前来应诏？

由于不信任，当御医为皇帝
诊病时，常有太后
或皇后在帘后监视着，时时
提出质疑甚至代作主张。

不信任太医

现代医学注重的是医患关系的建立。病人对医务人员失去真诚的信赖对医疗毫无好处。病人被视为一个医疗团队里的一份子，有权共同参与以及配合诊治。这种医患关系是双向的，平等相待的，相互尊重的。

在东方传统社会，医生扮演的是家长的角色。他具有权威，可以为病人作出甚至关乎生死的决定。但是古代的太医充其量是皇室的雇员，供人使唤，听候差使，有着属从、君臣，甚至是奴仆关系。有志于医的人，往往会感觉到碍手碍脚，英雄无用武之地，以致郁郁不得志，闷闷不自由。太医的自尊、人格、专业权利等，不属考虑之列。

不要以为皇室的人是抱着千百年来的古训"用人不疑，疑人不用"来作为他们的金科玉律，像现代人一样信任自己的医生。《礼记》中就有"君饮药臣先尝"的说法，故历代宫廷医生要负责尝药。魏朝时代甚至有

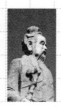

专门设立的"尝药监"。明仁宗朱高炽（1378—1425）还是太子时，不信任太医盛寅的医疗水平，害怕后者开出的药会害死他的妃子，于是命人先把盛寅关起来，等见到药效以后再做定夺。这样的做法实在不可思议！至于清朝的太医，在煎调御药时，太医院医官和内监一同监视着，以两副药合为一副。俟熟后，分作两杯，一杯先由主治太医先尝，再轮到院判，然后内监；另外一杯才让皇帝服用。那些不合药味，不依照本方，或封题错者，均以"大不敬"论。若是皇帝医药无效，以致"龙驭上宾"，太医院医官就要给予处分。

故此汉和帝（79—105）的太医郭玉曾告诉皇上，医人有四大难处，特别是医尊贵的病者难度更大。每每医师带着惶恐的心情去诊治，心理受到威胁，很难集中精神去诊病，故此疗效较差。而且这些"病人"持着高高在上的态度对待医师，医师在诊断医疗时得不到信任，感受到很大的心理压力，影响判断。

由于不信任，当御医为皇帝诊病时，常有太后或皇后在帘后监视着，时时提出质疑甚至代作主张。这里有一段记载：

唐高宗苦风头眩目不能视，召侍医秦鸣鹤诊之，秦曰："风毒上攻，若刺头出少血愈矣。"天后（武则天）自帘中怒曰："此可斩也！天子头上岂是出血处耶？"鸣鹤叩头请命。上曰："医人议病，理不加罪。且我头重闷，殆不能忍，出血未必不佳。朕意决矣。"命刺之。鸣鹤刺百会及脑户出血，上（皇上）曰："我眼明矣。"言未毕，后自帘中顶礼以谢之，曰："此天赐我师也！"躬负缯宝以遗之。（唐·胡璩《谭宾录》）

幸好针刺成功，否则御医祸及己身，死罪难逃。

宋宁宗（1168—1224）患了痢疾，曾御医入视。按完脉，就得奏明病症。尚未开处方时，立在御榻后的杨皇后插话："曾防御，官家（皇上）

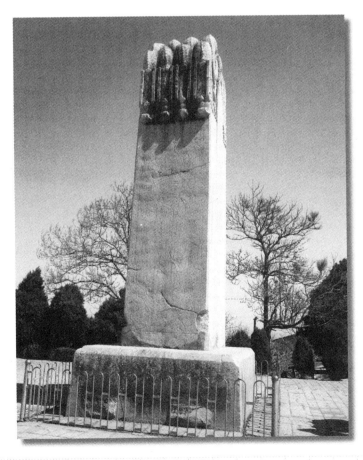

陕西省咸阳市区西北武则天乾陵无字碑　作者 摄

吃得感应丸否？"（文献记载这感应丸含有丁香、干姜、巴豆、杏仁等治腹泻药物。）御医惟有唯唯诺诺。接着杨皇后又插一句："须是多把与官家吃。"那岂不是毫无医学水平的外行人皇后作主，指示太医给病人服药的剂量！

至于那些对医药、病理稍有些常识的帝王，也宁肯相信自己，而不相信御医。有记载清朝康熙皇帝（1654—1722）就曾指斥太医院长官黄运和御医霍桂芳："此劣等大夫知道什么！"连后来的光绪皇帝（1871—1908）也曾指示御医按照他的方案开方用药，御医岂敢不遵从！

皇帝是否真的得到御医最佳的医药照顾？其实，处在这样自身难保的情况下，御医往往不敢下无把握之药，避免承担责任。就算御医诊出皇帝脉象凶险，也不敢说出真话，还说脉象尚好。权宜之计只好开一些吃不死、医不好的药物。这样若是皇帝有了三长两短，最低限度朝廷总不能归咎他误用药品，害死圣上，只能以医术平庸或不恪尽职守之罪而予以较轻的例行处分，不至于杀头灭族。御医这样的"少医少错"谨慎小心、明哲保身的心理，令许多皇帝失去险中求治，"搏一搏"的机会，而很快驾崩。

也由于这缘故，太医都很害怕贵族生病。太医也领悟到单是替这些已经生病的贵族医病开药并非妥善的办法，所谓"是药三分毒"，难保药物没有副作用和意想不到的不良反应。最好的办法是使这些尊贵人物不生病，就是说预防生病胜于治病。所以太医们强调预防、养生，专注于使用食疗，提高免疫力、抵抗力，少用药物去治疗病人，无形中创出"养生疗法"。这些少用药物的"太医医疗方法"，因此有异于一般的民间医师的开药治疗法。民间医师多数使用药物，以求快速见效，很少不处方开药的。一如今日我们说的："A pill for every ill"（每种病都必有一种药丸）！

　　皇帝好当，但是有病的皇帝不好做。皇帝做了病人，生命就岌岌可危。这样的病人肯定会吃亏的！

太医的命运也好不了
多少。他们每天也是在恐惧
中过日子。尤其是面对难以
治愈的重病，御医
简直是"一手给皇帝号脉，
一手提着自己的脑袋"。

皇家有病
知多少

倒霉的太医

翻开一些书本，就知道明朝的大臣，每天上朝时，都先与家人诀别，唯恐今日上朝之后不能再活命归来，吩咐妻小准备后事。其实，太医的命运也好不了多少。他们每天也是在恐惧中过日子。尤其是面对难以治愈的重病，御医简直是"一手给皇帝号脉，一手提着自己的脑袋"。

唐懿宗（833—873）将爱女同昌公主的死归咎为御医用药之误，不但处死了主治翰林医官韩宗绍、康仲殷，还将两位医师满门都下了大牢，将其余助手二十余人杀死，并株连两家老幼三百余口，连向他上疏求情的宰相刘瞻也被罢免相职，又贬了很多官员到岭南去。

宋宁宗（1168—1224）不豫，召曾御医入内，曾惊魂不定，给皇帝诊视后，竟失控而呜咽不止。曾某归家后，惊吓过度，相信是精神压力太大，导致心脏病爆发，竟然猝死在宁宗驾崩前的一个晚上，生生被吓死了！

就算御医把皇上的病治好了，遇到喜怒无常的皇帝，一样也会被整死。战国时期的名医文挚，被召为患上"气阻不通"病（忧郁症）的齐闵王治病。文挚有言在先，把医疗方法与程序向太子解释清楚，说需要故意激怒闵王使他呕吐，以达到疗效。疗法果然奏效，但闵王非但不感激文挚把他的病治好，反而认为这样的做法是大逆不道，冒犯天威。恼羞成怒、翻脸无情的闵王，居然把恩公放在大鼎内活活煮死。文挚实在倒霉透了！

明太祖朱元璋（1328—1398）得了天下，跟着就要杀戮功臣，连和他一起出生入死打天下的开国元勋徐达也难逃劫数。有一次徐达生病，朱元璋派人给他送食物。徐达看见，满面流涕，告诉医生赶快逃命，然后把送来的食物咽下死去。因为徐达心里明白，只要吃下这东西便会毒发身亡。如果医生们不逃亡，朱元璋就会借口医生治病不力或是用错药物，害死他的爱卿，把他们当代罪羔羊，砍头治罪。这样他就能不露痕迹、借刀杀人，消灭功臣。试想，当上了堂堂的太医，还被卷入"狡兔死，走狗烹"的政治阴谋，还得逃命，也可说得上够倒霉的了。

明宪宗（1447—1487）的妃嫔柳氏流产，所怀的是个男胎。太医心里发慌，皇上痛失龙种，非同小可，自忖必死无疑，连忙跪禀圣上，哭得涕泪纵横，连称自己无能，要求皇上赐予死罪。

自古太医难当。明孝宗（1470—1505）患病已久，病情严重，本难治愈。但是由于他是在服用太医所进的药物后，鼻孔出血不止而驾崩的，因此，正德王武宗朱厚照（1491—1521）即位后要做的第一件大事就是

皇家有病知多少

追究父皇明孝宗之死的直接责任人。结果"张瑜、刘文泰、高廷和被处死；施钦、方叔和被革除职务；徐昊革被贬为平民，发回原籍；脱里玉、李宗周、张伦、钱降等人被贬官"。

不过最惊天动地的医疗事故是中国历史上有名的永乐皇帝明成祖朱棣（1360—1424）的"二吕惨案"。事件发生在公元1421年，起因是太医治死了朱棣所宠爱的王贵妃。她的突然死亡，首当其冲的是主治太医，先被罚80脊杖，然后就地处决，人头落地。举荐太医的官员全被革职。主治太医的三族几百余人也全部脑袋搬家。疯狂的朱棣更怀疑宫内有人下毒，害死王贵妃的是吕妃和吕美人。疑心重重的他惧怕日后连自己也可能会被内奸暗杀，于是抱着宁可错杀三千，不可放过一人的心理，大开杀戒，结果两吕以及宫女、太监、官员及其家属等人，竟然全被杀死，三千多人成为无辜的陪葬牺牲品。而这个悲剧，起因只不过在于太医错用有毒性的细辛（含马兜铃酸、挥发油等有毒成分，毒害脑神经，抑制呼吸系统）和附子（含有毒害心脏的乌头碱）等药物，医死了王贵妃。

其实早在9年前，明成祖已有杀死太医的记录。那时他另一个宠爱的权贵妃，在陪伴他行军途中生病去世。倒霉的主治太医先被罚80脊杖，然后被杀头，灭了三族。

负责救活差点被勒死的明世宗嘉靖皇帝（1507—1566）的太医许绅，虽然事后获得皇上加官厚赐之赏，受封为太子太保、礼部尚书，官居一品，然而他却无福消受。因为在治疗过程中所承受的精神压力实在太大，紧张的神经一旦松弛，许绅很快就大病不起。他临终前对家人承认："……因而惊悸，非药石所能疗也。"可见太医所承受的精神压力是多么可怕！

后来的清朝太医则比较幸运。史籍记录：同治帝（1856—1874）死于天花，皇太后慈安、慈禧因太医院左院判李德立、右院判庄守和未能力图保护皇帝，只是下懿旨将他们立刻革职，戴罪当差，没有杀头灭族。后来光绪皇帝（1871—1908）死了，太医院院使张仲元、御医全顺、医士忠勋等，也只受同样的处分。封建帝王政权时代，太医们的不幸遭遇，可见一斑！

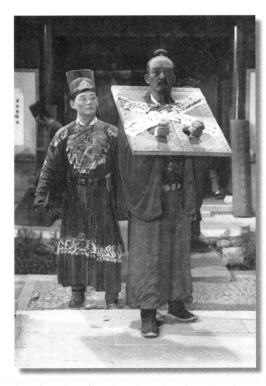

太医　　微图提供照片◎赵连山 摄

虽然太医享有崇高地位，
人人景仰，但本质上不过是
权力博弈中的一枚
棋子，还不是被人利用！

太医与政治

　　古代太医享有出入宫廷的特权，除了皇上外，还有很多机会和皇亲国戚、王公大臣接触，可以说是走入钩心斗角、刀光剑影的权力中心。究竟一个医者卷入政治是福兮祸兮，是否和他的专业有所冲突？

　　翻开历史，有些医术高明者获得高官显爵，例如北宋的儿科医家靳豪、元朝的许国桢就是得宠的太医，甚至可以参与朝政。

　　北宋的靳豪"因医术精湛，治儿疾屡验而名重一时，遂为太医"，皇上"……特敕赐晋三阶，并恩赏《百子图》，所居之巷命曰'百子图巷'"。

　　元世祖忽必烈的母亲庄圣太后染疾，山西绛州名医许国桢治好了她的病，故此成为忽必烈宠信的御医，以致平步青云，参与朝政，官至吏部尚书，授光禄大夫。

　　虽然太医享有崇高地位，人人景仰，但本质上不过是权力博弈中的一枚棋子，还不是被人利用！

历史上有关受人利用的太医的记载很多。汉武帝的儿子昭帝刘弗陵（公元前94—前74）娶了辅政大臣霍光的外孙女，后来封为皇后。霍光为让她替昭帝生下一个龙子，将来承继大统，居然示意御医去禁止皇上到别的嫔妃处"御幸"，恐怕她们捷足先登，怀了龙胎。结果事与愿违，昭帝猝死，没有留下龙种。

女御医淳于衍本来可以享誉杏林，只可惜一念之差，引致身败名裂。原来霍光的夫人显，非常嫉恨新登位的汉宣帝（公元前91—前49）的皇后许平君，一直希望自己的女儿成君能够成为皇后。为了除掉障碍以期达到目的，她以提升淳于衍的丈夫为饵，利诱淳于衍，要她在许皇后服用御医所开的补药里，暗中加了毒性很强的附子（含有毒害心脏的乌头碱），结果许皇后中毒身亡，霍成君被封为皇后。过后阴谋败露，淳于衍也招致杀头的厄运，可谓因果报应了。

南宋御医王继先（1098—1181）深得宋高宗的宠信，高宗认为他是"朕之司命"（主管人间子嗣、生死的神），更授予他荣州防御使的官职。他位高权重，和丞相秦桧成为心腹之交。然而王御医因此恃势凌人，飞扬跋扈，毫无忌惮，有失医者应有的谦逊德行，后来被以十大罪状弹劾罢废。其实秦桧和他交好是怀有政治目的的。秦桧为了保持自己的权力，利用王御医的专业特权以及得宠于皇上，先让妻子与王继先结为兄妹，然后通过他来窃探宫中隐秘，以便监视、挟制高宗的一切行动。

其实，太医并不好当。他们因专业之便可接近皇上以及他身边的人，就知道了很多有关皇帝健康状况的消息。处在一个争权夺利、钩心斗角

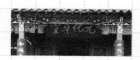

的环境里，就算他们不愿意参与这些权力斗争，权力斗争还是会找上他们，把他们卷入漩涡里。我也不知道皇帝本身会不会绝对信任太医，还是找他们看病是无可奈何的事，惟有抱着姑且试试的信赖态度。难道皇帝不怕会碰上一些"大嘴巴"、"广播电台"的太医，把皇上的病情泄漏出去，因而触发一场宫廷争霸战？

　　现代的医者都上过医学伦理课程，而且在入行前都要宣誓遵守医生行为操守准则，其中包括有责任保守病人的秘密，不得外泄，否则会被监管医生专业行为的医务理事会处罚。相信古代的医师就没有这些规矩。不知道皇帝会否在病愈后把太医杀死，以防泄露秘密，因为只有死人才不会讲话。可惜史册也少有记载"灭口"之事。

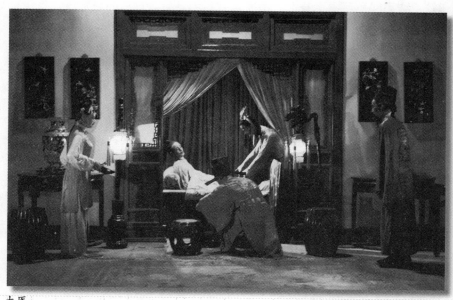

太医

微图提供照片◎赵连山 摄

读过《三国演义》这部小说，我认为汉献帝（181—234）的太医吉平不应该参与政治斗争，超逾他的专业范围，做出了一个医师所不应做的事情。吉平协助年轻的汉献帝去谋杀夺权的丞相曹操（155—220）。他利用职权以及医学知识，暗中在药里落毒，要置曹操于死地。谁知阴谋泄露，曹操以"君有疾饮药，臣先尝之"的规例，要吉太医先尝服所开的药。结果吉平被曹操囚禁，他拒绝供出主谋及同谋，受尽折磨，被割掉舌头和砍掉手指后撞阶自杀。曹操也因此有了借口去戮杀一大批忠于献帝的臣子。

吉太医这样的做法，固然是出于对皇上一片忠肝义胆。也许当时人的思想是只知忠君爱国，把君与国视为一体，所以谋杀曹操，是君命不可违。但以上提到的西汉女御医淳于衍和吉太医的所作所为，都是为医者所不容的。不管什么理由，利用专业知识来谋害病人，是有违医德的事！

古代医师为名为利的事迹，文献中也有所记载。清末，江苏名医杜仲骏被征召进宫为光绪皇帝诊病，发现皇上病势不轻，生命垂危。他自知无能为力，对吏部尚书陆润痒说："我辈此来，满拟治好皇上之病，以博微名。及今看来，徒劳无益，希望全无。不求有功，但求无过。"试想，带着这种要出名的功利心态去行医，医德何在？

当然，也有不慕名利的医师。清朝名医徐大椿（1693—1771），两度奉诏赴京，虽然获得乾隆皇帝的赏识，要他留职京师，但无意当太医的他，坚辞放归隐居。咸丰、同治年间的名医费伯雄（1800—1879），曾为销毁鸦片的民族英雄林则徐治病，后又曾两度应召入宫廷治病，先后治好皇太后的肺痈和道光皇帝的失音症，声名远播。不过他亦淡泊名利，不屑于仕途，只悉心钻研医术，著书立说，他曾说："欲救人学医则可，欲谋利学医则不可。"还有范文甫（1870—1936），在医馆门外写有一副槛联："但愿人常健，何妨我独贫"，以此来表明心志，他不吝钱财，竭力为病人服务，体现出他的高尚医德医风。更早的人人称颂的三国名医华佗，亦曾说过"耻以医见业"。他曾拒绝当时的魏国丞相和太尉所邀，到朝廷当御医。

无论如何，以为当上太医就可以一登龙门，身价百倍，加官进禄，安享荣华富贵，那不应该是一个医者所应有的人生目标，是为人所不齿！上述高风亮节的医师，才是医业的楷模。

皇家有病
知多少

最倒霉和冤枉的应该是东
汉名医华佗。他不肯替他
的同乡魏王曹操治病……

不愿看病的太医

　　说到医患关系，它是以医疗专业为基础，以道德为核心，是在医疗活动过程所产生和发展的一种人际关系。它是有互相依赖、互相信任与尊重的关系存在。

　　至于医患双方的权利与义务，病人有权利拒绝让某一个医生诊视；他更可以拒绝让医生触按、检验身体；他可以拒绝抽血、打针甚至动手术，或是插入导管检查、喂食，或用窥镜检验等等。有些程序甚至需要病人签注同意书（Consent form）才能进行。

　　有同行提出这个问题：究竟医生是否也同样有权利拒绝替某些病人看病？这样是否触犯法律？有法律的后果？

　　他们之所以去讨论这个问题，不是没有原因的。坦白说，其中有些人的遭遇的确令人愤愤不平，或是受到委屈后有所感触而发。

皇家有病知多少

相信不少医生都有过碰上傲慢无礼、来势汹汹、威吓放纵、动粗蛮不讲理的病人的不愉快经验，还有那些动不动要请律师来控诉的人。

记得好多年前，北美有一个当律师的妇女临盆在即，一时找不到医生去接生，只好打电话请城里的另外一名医生来。结果医生以从来没有过医患关系为由而拒绝了。这位医生当然知道什么是扶危救伤的责任，只因惧怕万一出了不能预见的差错，如产妇伤口发炎、流血不止、感染、打针造成皮肤淤肿等等状况，产妇会控告他"专业水平"不足或"疏忽"，要求巨额赔偿。就算诉讼解决，医生也可能饱受精神折磨以及名誉损害。即使当时那分娩在即的妇女自动提出要签一纸"免受诉讼"的保证书，医生也不愿意前去，惟有劝她叫救护车送去医院。

其实，这种动辄控告医生治疗不当的风气，使医生怕怕，裹足不前，在欧美是相当普遍的。

究竟古代医生有没有拒绝给人看病的记录？《史记·扁鹊仓公列传》记载，战国时代的名医扁鹊（约公元前407—前311）曾列出他不去医治的六种病人。包括：（一）骄恣不论于理（傲慢放纵不讲道理的人，当然也包括那些依仗权势，骄横跋扈，不讲道德的人）；（二）轻身重财（把

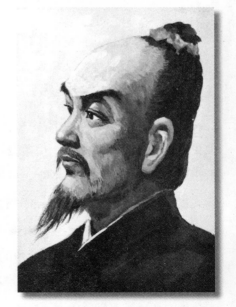

太医扁鹊　　　　微图提供照片◎张健 摄

金钱看得比生命还重要的人）；（三）衣食不能适（食不调匀，暴饮暴食，饮食无常且不听医者的话的人）；（四）阴阳并，藏气不定（病深不早求医的人）；（五）形羸不能服药（身体虚弱不能服药的人）；（六）信巫不信医（不信任医生，而相信巫师、神棍、法术的人）。

我认为还应该包括那些去诊所好像去百货公司、超级市场购物，日日更换医生的人。即使过去了两千多年，病人的行为似乎并没有多大的改变。在今日的社会里还可以见到这些类型的病人。

不愿意给人看病的医生会有什么后果？在古代没有相关法律来处罚这些医师。也不知是否会有人告上衙门，把医师抓到官里，罚打 50 大板，以儆效尤？至于那些拒绝为权贵诊治，逃避进宫为帝王请脉的太医，又会有什么后果？

《史记·仓公列传》记载：秦汉名医仓公淳于意（公元前 216—前 150）"……为人治病，决死生多验。然左右行游诸侯，不以家为家，或不为人治病，病家多怨之者"，结果遭到诬陷。官府把淳于意逮捕到长安受刑。

我们年小时候所听的二十四孝故事里的"上书救父"，就是说仓公的女儿缇萦，为了营救老父免受肉刑（脸上刺字、割去鼻子、砍掉脚趾等），前往长安向皇帝诉冤，愿意入宫为奴婢来抵赎父罪。她的孝心感动了汉文帝刘恒，皇上不但赦免了她的父亲，并且下诏书从此废除了肉刑。这真是一个美丽的结局：缇萦名列二十四孝，千古留名；汉文帝的"德政"，亦万世流芳，永留史册！

最倒霉和冤枉的应该是东汉名医华佗。他不肯替他的同乡魏王曹操

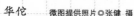

皇家有病知多少

治病。曹操患有头风（痛）病，得到华佗的扎针得以舒缓。但是清高的华佗不愿做一个形同仆役的侍医（那时曹操还是丞相，所以华佗不算是御医，不过他替王公大臣看病，是可以称他太医的）。他以"去家思归"为由，辞去侍医职务，推说回家乡去找药方，一去不返。曹操旧病复发，多次去信催归，又派官吏去催。华佗却推说妻子病重，不肯回来。华佗如此斗胆虚诈，曹操为此大为愤怒，派专人到华佗家乡调查，找出实情后，将他逮捕治罪。华佗的确是触犯了欺"君"罪以及不服从征召罪，曹操一怒之下，将他关到牢里处死。因为不肯为位高权重，挟天子以令天下的权臣治病，竟然赔上一条命，实在可悲！（至于华佗要剖开曹操的头颅施行手术治病，曹操以为华佗有意谋害他，一怒之下，把他杀害，那只是《三国演义》的故事。）

至于《魏志·华佗传》里所记的"佗恃能厌食事"以及"且耻以医见业"的真正诠释，后人有所争议，对此褒贬不一。究竟"耻以医见业"是"认为行医可耻"，还是"以侍医作为职业可耻"？这点有可以探讨之处。

不过也有很多太医、御医却很幸运。他们不但不会因引退归隐而受罚，反而获得封赐爵禄。例如晋朝针灸家皇甫谧（215—282），拒绝晋武帝任命为官，以生病为由，辞去职位。武帝还答应他向朝廷借

华佗　微图提供照片◎张健 摄

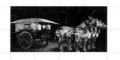

书的请求。他获赠书后，废寝忘食而完成医学著作。南朝梁武帝萧衍的御医陶弘景（456—536），退隐后谢绝君王"屡加礼聘"为官。梁武帝并不以为忤，凡有朝廷大事，还向他咨询，时人称他"山中宰相"。还有唐朝药王孙思邈（581—682），亦因王室多故，隐居太白山，多次坚拒隋、唐二朝授予官爵。

　　话得说回来，没有医生会刻意去挑选病人。遇上紧急事件，医生不会见死不救，而必定挺身而出，义不容辞去抢救病人，直至病势稳定，脱离险境为止，尽管医生知道一旦施予援手，医患关系成立，法律上就有可能面对诉讼。医治病人而被卷入诉讼，是医生所面对的最大的困惑。

皇家有病
知多少

华佗果真意在当官,
时刻在寻找走上仕途的机会吗?

华佗耻以医见业

有读者问我:"为什么你写的太医篇漏了东汉名医华佗?"

事实上,华佗不算是真正的御医或太医,充其量只是替曹操看病的私人医师,叫"侍医"。当时曹操的职位还是丞相,不是皇帝或君王。曹操(155—220)是在216年被东汉献帝刘协晋封为魏王。而华佗早已在208年死去。所以华佗不是御医,也从来没有当上御医。

历史上曾记载不少有关华佗的近乎神奇的医疗事迹,尤其是他的外科手术和麻醉药。这位历史人物通过民间传说、小说、方志典籍被奉为医学之神,而后世人多以"再世华佗"来称颂医术高明的医师。一般人以及医学业者都尊崇华佗是一位才德兼备的医师。他不慕名利的高尚品德,见于陈寿(233—297)的《三国志·魏书·方技传》:"沛相陈珪举孝廉,太尉黄琬辟(他做官),皆不就(不答应)。"

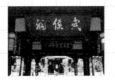

但是，多年前河北平泉民族师范学校林振清老师和南京审计学院教授徐少锦曾分别在《道德与文明》（2004 年）及《历史教学》（1996 年）发表论文，解开华佗被曹操杀害的原因，认为"华佗之死责任不全在曹操"。这两篇论文发表后，再加上一篇题为《无良神医——华佗》的贬损华佗的文章，引起舆论哗然，有人还用恶言粗语痛骂，人身攻击作者。可见华佗的高风亮节的形象已经深入人心，不容诋毁。

两位作者的分析依据，来自陈寿的《三国志·魏书·方技传》和范晔（398—445）的《后汉书·方术列传》的记述。《三国志》称："然本作士人，以医见业，意常自悔。"《后汉书》载："……为人性恶，难得意，且耻以医见业；又去家思归，乃就操（曹操）求还取方，因托妻疾，数期不反。操累书呼之，又敕郡县发遣，佗恃能厌事，犹不肯至。"

林振清在文章中指出："华佗才气大、自负，认为荐举的官职都不大，所以才不肯接受……不愿为此小官而抛弃所喜好的医学。"林老师更认为，华佗利用为曹操治病的机会，以医术为手段，两度要挟曹操给他官爵。而徐少锦教授的文章断定，同当时大多

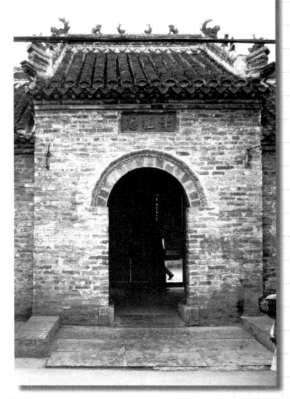

安徽亳州华祖庵　　　　　作者 摄

数读书人一样，入仕做官也是华佗的人生目标，从医只是他的"业余爱好"。

两位根据这些文字所下的定论，实在是有点言重了，也过于武断，置死去 1800 年的华佗于不仁不义，贬损他的品德。华佗果真意在当官，时刻在寻找走上仕途的机会吗？

先考察华佗的年龄。他是在建安十三年（208）被曹操杀害。《后汉书·华佗传》的记载较为可靠：华佗"年且百岁，而犹有壮容，时人以为仙"。那时华佗应该是个八九十岁的耄耋老人。以这样的高龄，应该是退休告老还乡，和老伴共享天年的时候。他是否还热衷于做官，就值得人们去思考和怀疑了。

可惜华佗的生年不详，我们难以知道他究竟活了多少岁。有人认为

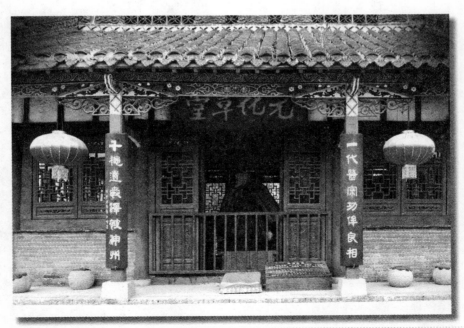

安徽亳州华佗草堂

作者 摄

他大约生于 145 年前后，终年大约 63 岁，但这和上述记载相悖。根据其他不同出生年份来假定，我们模糊地估计，华佗享年在 56 岁到 76 岁之间。

至于"又去家思归，乃就操求还取方，因托妻疾，数期不反"，我的看法是华陀之所以找借口离去，是要摆脱、逃避曹操而想一去不回，不愿为曹操看病。

把范晔《后汉书·华佗传》"为人性恶，难得意，且耻以医见业"和前文"曹操闻而召佗，常在左右"一起来分析；再对照陈寿的《三国志·华佗传》"然本作士人，以医见业，意常自悔"的上文"太祖闻而召佗，佗常在左右"来研究事情的前因后果。显然，华佗之"耻"是和曹

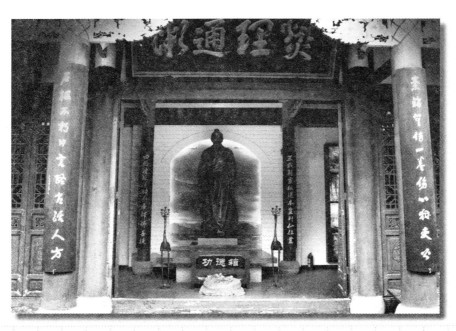

安徽亳州华祖庵华佗塑像

作者 摄

操的使唤有关。华佗引以为耻的，并非为"医"，而是因为他得要"留在曹操身边为侍医"。说华佗"恃能厌事"，相信做这份工作，身不由己，没有尊严，没有成就感，很多人自然会想辞职不干了。曹操又何曾尊重过、信任过悉心为他治病的人？还说："天下当无此鼠辈耶？"和"小人养吾病，欲以自重"。

皇家有病知多少

侍医供人使唤，如同仆役，而得要"常在左右"，相信是曹操要求华佗常侍左右，随传随到，听候差使。一个医者无可奈何去当一个人的私人医生，他又如何深入民间，去看更多不同的病人？他的临床医疗经验，不是停滞不前，就是一落千丈。医师苦闷沮丧的心情可想而知！必会感到英雄无用武之地，郁郁不得意，表达后悔。华佗以当侍医为耻，发出怨言，是可以理解的。

就算今日的医生，遇到挫折或是不如意的事情，也会产生厌倦、埋怨、后悔、失落的心理。虽然行医有苦有乐，但是做一行、厌一行的感叹是相当普遍的。

徐少锦教授认为华佗所说的"此近难济，恒事攻治，可延岁月"，意思是说：这病近于难以治好，不断地进行治疗，可以延长一些寿命。这话引起很多人的错误解读，认为华佗说曹操"死期将近"，断定华佗"危言耸听，有要挟的成分在内"。

说华佗"耻以医见业"，但是华佗临死，交给狱卒一卷书，曰："此可以活人。"他知道生命已走到尽头，还念念不忘去传授医学知识，还深爱医学，何"耻"之有？可惜"吏畏法不受"，华佗也没勉强他，要了一把火把医书烧掉，医技从此失传，可惜啊！

曹操的头风是属于
现代医学所说的偏头痛。
他的病患不能断根，
且拖了好多年。

曹操的头痛病

　　说到曹操，就要讲到曹操的头痛。但是究竟这位"帝王"的头痛是
什么病引起的？要诊断曹操头痛的原因，就得根据史册所记载，而不是
依据小说或演义。

　　我查阅过不同的资料，发现对曹操的头痛说法不一。

　　归纳一下这些资料，曹操的长期头痛（史书记载叫"头风"），不外
可能是：偏头痛，三叉神经痛，脑肿瘤，甚至脑血管畸形等。

　　曹操之所以被认为有那么多不同的头痛，我认为是因为很多人没有先
认清资料究竟是来自历史或是小说，就把书本里所写的拿来阐扬。很多人
依据元末明初作家罗贯中（约1330 — 约1400）的《三国演义》去解读曹
操的头痛原因，反而较少参考正史陈寿的《三国志》，而且常常把《三国
志》和《三国演义》混为一谈。要知道，《三国演义》只是小说，不是历

史！很多学者已经有论著指出里面好些情节是虚构。但可惜它对民间的影响力却远远超过正史，使得很多人对三国时代的知识，是来自《三国演义》，而不是正史，还深信里面的虚构情节，混淆人们的观念。

所以最确切的还是陈寿写的《三国志》。陈寿是生于华佗死（208）后的25年；而《三国演义》是在陈寿死后约1100年才出炉，距离事情发生的年月太久远！《三国演义》是以《三国志》为蓝本，虚构了很多事实。听过北京语言大学周思源教授的"百家讲坛"，就知道《三国演义》的虚构冤枉了很多人，如周瑜、鲁肃等人。所谓"七分写实，三分虚构"，虽然《三国演义》不是正史，不过是通俗易读的章回小说，但是"史以文传"，看来它有"取代"正史的来势了。

关于曹操的头痛，《三国志》和《三国演义》的说法有所出入：

（一）《三国志》记载曹操是患上"头风"：

太祖闻而召佗，佗常在左右。太祖苦头风，每发，心乱目眩，佗针鬲，随手而差。

（二）《三国演义》的版本是：

操头脑疼痛不可忍。急传旨遍求良医治疗，不能痊可。众官皆忧……华歆入奏曰："大王知有神医华陀否？"操曰："即江东医周泰者乎？"歆曰："是也。"操曰："虽闻其名，未知其术……"

操即差人星夜请华陀入内，令诊脉视疾。陀曰："大王头脑疼痛，因患风而起。病根在脑袋中，风涎不能出，枉服汤药，不可治疗。某有一法：先饮麻肺汤，然后用利斧砍开脑袋，取出风涎，方可除根。"操大怒曰："汝要杀孤耶！"呼左右拿下狱中，拷问其情。

　　我相信罗贯中是个很用心的小说家。他在《三国演义》讲的医生是华陀，不是华佗。也许他知道不应该虚构、窜改正史，故把医生的名字改了就不必负责后果了！我们不能怪罗贯中，要怪的是自己认字差，不细心，误把"华陀"作"华佗"！

　　至于曹操的头痛是什么病，我们只能根据《三国志》所写，不能用《三国演义》的版本为根据，它只不过是小说故事，无需当真。就把它当成医科学生的病例讨论来看待就是！

　　《三国演义》的情形是：曹操有了急症，连夜去请华陀来看病。华陀很快诊断出曹操脑袋里有"风涎"，要用利斧砍开脑袋，取出风涎。但华陀连扎针暂时止头痛都没做过就下牢狱了！而在《三国志》里，并没有提到当司徒的大臣华歆（157—231）这人以及"风涎"这字眼。

　　根据有限的资料，曹操的头风是属于现代医学所说的偏头痛。他的病患不能断根，且拖了好多年。华佗多次为其针扎穴位，效果很好，但只能一时缓解。台湾林口长庚医院神经内科系主任朱迺欣认为这病"虽然会有严重的头痛，且会反复发作，却是良性的状况，不会有生命的危险，并随年龄的增加，症状会逐渐减轻"。

　　这位神经内科主任的演讲刊在1997年台北出版的《科学知识》（第46期，72~82页）里，是一篇值得参阅的文章。他认为"曹操的头痛也

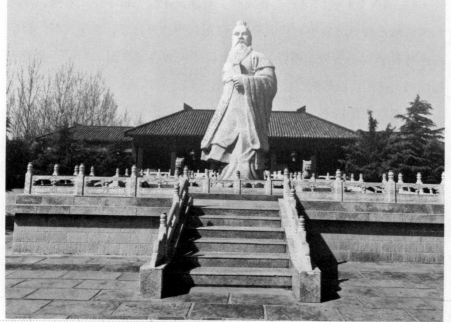

可能由脑瘤引起，而脑瘤以脑膜瘤的可能性最大"。人的脑由三层脑膜包住，外面叫硬膜，脑膜瘤就是在此长出。瘤的生长速度很慢，有时长达十多年还不会压到脑部或神经而出现症状。脑瘤的症状包括：头痛、抽痉、半边无力或感觉异常、言语障碍，甚至人格行为改变。不过，脑膜瘤以反复发作的头风症表现，却是极不可能的事。至于根据《三国演义》第七十八回说曹操临死的时候已经双目失明，推断是脑肿瘤压住视神经，这是不足为凭的。曹操脑瘤之说相信是受了《三国演义》的影响，就此相传下去。

　　朱逖欣主任认为："曹操的头痛不像三叉神经痛，或颜面神经痛。"这种病痛的部位在脸的一边，像触电的痛，且一阵一阵疼，每次不超过几秒，往往在讲话、洗脸、漱口、咀嚼、吞咽等脸部动作时出现，但不会

皇家有病 知多少

曹操

微图提供照片 ◎影山人 摄

"目眩"，也不会出现幻境。因为脸部或头部的任何刺激会引发三叉神经痛，病人不敢触碰脸面或头部，更不会包头巾。"三叉神经痛这种可能可以在鉴别诊断病例'除名'！"

朱主任也认为曹操不是患了紧张型头痛。因为这病一般不会痛得很厉害，也不会"心乱目眩"，甚至出现幻境，更不会因头痛而丧命。

从记载知道，曹操这头风病是从建安五年（200）到去世的建安二十五年（220），病程长达20年。他中年以后，头风症日益严重。我相信曹操除了偏头痛外，他的头颅内进一步出现了"颅内占位性病变"，病灶的可能是：脑肿瘤、脑血肿、脑血管病变，甚至是囊肿（如吃了未煮熟、内有寄生绦虫的猪肉），真菌球，脑脓肿等等。

朱主任怀疑曹操是脑血管畸形，所以，曹操的头风症，不大像原发性偏头痛，反而像脑血管畸形引起的偏头痛。相信他讲的是一种先天的颅内动脉瘤，叫"浆果状动脉瘤"。后者的临床症状、临床进展和严重的后果与曹操的病情有很多雷同之处，但是由于资料不全，只能说曹操的头风症最可能由脑血管畸形引起，最后也因脑血管破裂导致脑出血，很快地与世长辞。只不过这急病通常发作年龄比较年轻，而曹操死时已是66岁！

不过我揣测曹操可能有慢性硬膜下血肿。原因是他南征北伐，戎马一生，在战场上坠马受伤，伤及头部，颅内出血积瘀是不足为奇的事。但因伤后症状轻微或受伤时间已久，也就忽略了头部曾经受伤。加以随着年龄增长，人脑组织逐渐出现萎缩，更容易发生硬膜下出血积瘀血，形成血肿，成为血瘤，临床症状与脑瘤无异！总之，要找出曹操头痛的原因，的确是头痛的事！

《三国志》记载：
此后曹操头痛病再发作，
召来华佗……完全没有
提出开脑的主张！

皇家有病
知多少

曹操做过动脑手术吗？

　　前面有说过《三国演义》不属正史。由于它是一本通俗易读、深受民间欢迎的小说，使得很多人都把它当成一本历史来看待，正史《三国志》反而似乎要被打入冷宫了。

　　《三国演义》是一本以《三国志》为蓝本编著的章回小说，两书都有关于华佗的医疗事迹，是值得我们探讨的，这里请先读下面的两段：

　　（一）《三国演义》写：

　　操即差人星夜请华陀入内，令诊脉视疾。陀曰："大王头脑疼痛，因患风而起。病根在脑袋中，风涎不能出，枉服汤药，不可治疗。某有一法：先饮麻肺汤，然后用利斧砍开脑袋，取出风涎，方可除根。"操大怒曰："汝要杀孤耶！"呼左右拿下狱中，拷问其情。

（二）《三国志·魏书·方技传》有记：

> ……若病结积在内，针药所不能及，当须刳割者，便饮其麻沸散，须臾便如醉死无所知，因破取。病若在肠中，便断肠湔洗，缝腹膏摩，四五日差，不痛，人亦不自寤，一月之间，即平复矣。

意思是：如果病人患了五脏六腑之病，药不能奏效，就给其饮麻肺汤，使病人好像醉死，然后用尖刀剖开腹部，用药汤洗脏腑，病人不感到疼痛。然后用药线缝口，敷了药。或一个月，或二十日，就复原了。

这里所说的病人不是曹操，是另有其人，是《三国志》列举的华佗十六条医案之一。

接下来请留意段落中所用的字：

1.《三国演义》写的医生叫华陀，而《三国志》写的医生叫华佗。"佗"和"陀"不同。翻查汉语词典，就知道"佗"（驮或负荷）和"陀"（倾斜、不平，或佛陀）的意思完全不同。

2.《三国演义》说的是麻肺汤，但《三国志》记载的却是麻沸散！"肺"和"沸"同音，而且一个是"汤"，另一个是"散"！

难道罗贯中在写《三国演义》时，没有准确地把《三国志》里的人名、药名准确抄下？是他粗心大意？还是改写小说故事时刻意把名字更改？这样的做法，的确容易混淆别人视线。以罗贯中的学问，不可能不知道这两个字的分别，怎么会写白字！而且很多人都想知道：

（一）究竟华佗有没有给曹操看病？他是否有建议要用利斧砍开曹操的脑袋，取出风涎？

《三国志》记载曹操患上头风，"太祖闻而召佗，佗常在左右。太祖苦头风，每发，心乱目眩，佗针鬲，随手而差。"所以华佗的确有医治过曹操的病。不过《三国志·魏书·方技传》所列举的 16 条华佗医案，并没有记载华佗要用利斧砍开曹操的脑袋这重大医案。为什么偏偏《三国演义》却写下了要用利斧砍开曹操的脑袋治病呢？我也查阅了几本中国医学史的书，但没有一本纳入建议曹操开脑的事。

我想，罗贯中在写《三国演义》时，为了要"美化"华陀，让他以神医的形象给读者留下深刻崇高印象，说明其医术神乎其技，连下麻醉药、开脑外科手术也无一不精，于是乎把《三国志》里所记载华佗给别的病人饮用的"麻沸散"，改名"麻肺汤"后，搬进《三国演义》里，让曹操在手术前饮用，来个移花接木！

《三国志》记载：此后曹操头痛病再发作，召来华佗，诊病之后说："此近难济，恒事攻治，可延岁月"。这就说明华佗的确曾给曹操看病。但根据上面他所说的话，他完全没有提出开脑的主张！相信华佗是主张保守疗法，厘定长期医

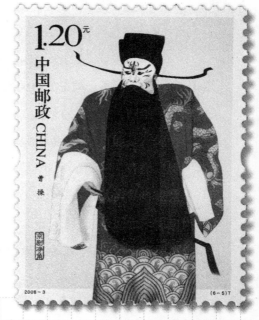

曹操

微图提供照片○赵连山 摄

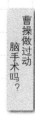

疗方案，需要长时间坚持治疗。可惜后人解读成华佗告诉曹操"必死"、"死期不远"，骂华佗出言不慎，口不择言，毫无医者仁心！

我想罗贯中是不喜欢曹操的。他在小说里，有意无意之间要突出曹操的多疑凶残的个性。所以曹操一听到"然后用利斧砍开脑袋，取出风涎，方可除根"，便大怒曰："汝要杀孤耶！"呼左右拿下狱中，拷问其情。就是说华陀下狱是和"利斧砍脑"有直接关系，曹操以为华陀要乘机害他。但是《三国志》记载，华佗被送入监牢是因为他骗曹操说要回家去照顾生病的老婆，给曹操查出实情，"宽假限日；若其虚诈，便收送之。于是传付许狱……"

（二）《三国演义》写"大王头脑疼痛，因患风而起。病根在脑袋中，风涎不能出"。究竟风涎是什么？有人解说是脑肿瘤。"涎"字从水，但是肿瘤是一个固体实心的组织，为什么会说是"风涎"呢？《三国志》里就没有记录此事。我倒认为"风涎"可能是瘀血，不是肿瘤。

但是后世人对华佗医术大加称颂，说他是位了不起的神医，能以"麻沸散"使人若醉死，而后施行手术，是世界医学史上第一位能对病患实行麻醉手术的人。

事实上，华佗并没有给过曹操麻沸散或麻肺汤饮用。

传统医学书《扁鹊心方》载：麻沸散含有曼陀罗花，也叫洋金花，为茄科植物，它含有天仙子碱（或东莨菪碱）、天仙子胺以及阿托品等，具有镇静催眠作用，过量可导致中毒。

对于曹操拒绝让华佗用利斧砍开脑袋，我倒认为曹操是对的。试想远在1800年前，以当时的解剖学、生理学、微生物学的水平，加上没有先进科技如电脑断层扫描（CT）或磁共振成像（MRI），要探出、证实诊断和确定脑肿瘤的位置是不可能的。用利斧砍开头颅，充其量只能够把脑膜下的瘀血抽出。要进入脑部去找肿瘤，难免会破坏附近的脑组织。那时就算肿瘤"成功"切除，病人已经变成残废了。况且，那时还没有发现抗生素，手术又不是在无菌情况之下进行，取出肿瘤，病人不死于感染才怪！《三国志》所言，华佗没有提出开脑的主张，应是正确的！

实际上，华佗从来
没有给关羽"刮骨疗毒"，
治理伤口！

关羽中箭

　　提到华佗，就会想到他曾经为关羽（关云长）"刮骨疗毒"的故事。这故事可说是家喻户晓，是我们做小孩子时很爱听的故事。我们对于关羽的英勇气概，华佗的高明妙手医术，深感钦佩。

　　行医之后，知道这"刮骨疗毒"的故事也很管用。有一次给一个8岁孩子的伤口缝针时，我对他讲了"刮骨疗毒"的故事。小孩听得津津有味，一针一针缝下去也没有大声喊痛。事后我还对他称赞一番，说他像关公一样勇敢。

　　还有一次替老人家清洗足部溃烂的伤口，我又重施故技，搬出这法宝，去谈"刮骨疗毒"的故事。谁知道遇上了一个"三国通"，还上了他的三国课。他跟我大谈关羽，兴致勃勃，告诉我关羽曾多次中箭，是谁射中他，是哪一边手臂先中箭。他了如指掌，如数家珍，一时也忘了伤口痛。

然而实际上，华佗从来没有给关羽"刮骨疗毒"，治理伤口！记得三十多年前，我曾读到台湾历史学者罗龙治在《中国时报》副刊发表的一篇题为"再论华佗"的文章。他引证历史，认为"为关羽疗毒之医生不是华佗"。

　　华佗为关羽"刮骨疗毒"的故事，出自《三国演义》第七十五回。故事说关羽到樊城去攻打曹操，被毒箭射中右臂。关羽不肯退兵，箭伤又不愈，他的部将为他的伤势恶化发愁，只得四方访问名医。忽然有一天，有人从江东驾小舟而来，直至寨前，部下前来报告，说医生华陀自告奋勇特来替关羽医治。罗贯中把医疗过程写得逼真精彩，绘声绘影，像在手术现场目睹一切："陀乃下刀割开皮肉，直至于骨，骨上已青；陀用刀刮骨，悉悉有声"，"陀刮尽其毒，敷上药，以线缝之。事后华陀坚持不受（酬金），留药一帖，以敷疮口，辞别而去……"这故事世代相传，人人对此事深信不疑。

　　事实上，华佗早在6年前的东汉献帝建安十三年（208），就已经被曹操杀害，不在人世了。而关羽中箭疗伤是华佗死后的事。两人在历史隧道中只是擦身而过！

　　根据陈寿《三国志·关羽传》的记载，关羽"刮骨疗毒"大约发生在建安十九年（214）（有人说是219年），那时的确是有医生替关羽医治箭伤，但这医生并不是华佗！虽然《三国志·华佗传》里记下了很多医疗病例，但是偏偏就没有提到他曾为关羽治箭伤这回事。而《三国志·关羽传》里，也没有记录为关羽治病的医师姓甚名谁，它的情节也和《三国演义》所述有所出入：

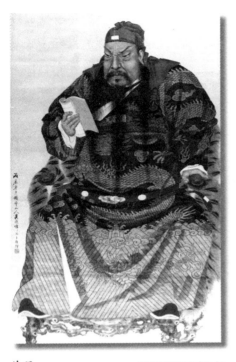

关羽　　　　　微图提供照片◎才子 摄

羽尝为流矢所中，贯其左臂，后创虽愈，每至阴雨，骨常疼痛。医曰："矢镞有毒，毒入于骨，当破臂作创（医治），刮骨去毒，然后此患乃除耳。"羽便伸臂令医劈之。时羽适请诸将饮食相对，臂血流离，盈于盘器，而羽割炙（烤肉）饮酒，言笑自若。

里面并没有记录手术详细情形（当然也没有记载刮骨悉悉有声）。

《三国演义》作者罗贯中却让死去多年的华佗复活，撮合两人相会，替关羽疗伤，令人信以为真。我们在读《三国演义》时，往往疏忽里面所说的是华"陀"，不是史册所记载的华"佗"，大家都掉进这历史误区。这说明了罗贯中的确是个有才华，很成功的小说家。

值得留意的是，《三国演义》讲华陀前来是为关羽未能痊愈的右臂的箭伤，替他"刮骨疗毒"。但《三国志》记录的是医师治疗关羽那在阴雨时还在痛，但是"已经痊愈"的左臂。究竟箭伤是在左臂还是右臂？

而且《三国志》记载关羽尝为流矢所中，矢镞有毒。但是，《三国演义》则称，关羽是中了箭头带有乌头之药，直透入骨。乌头是一种毛茛科草本植物，含有乌头碱等生物碱。乌头碱对心脏有很强的毒性，导致心脏颤动，也会造成神经系统麻痹、四肢无力、呼吸困难等症状。相信关羽中毒的剂量幸好不多，否则就会猝死，怎能活上几天？

无论如何，当时已有别的医师能够采用这样的手术。

用现代医生的眼光来看"刮骨疗毒"，以及《三国志》的医师所述："矢镞有毒，毒入于骨，当破臂作创，刮骨去毒，然后此患乃除耳"，相信关羽的伤口是受到细菌感染，而造成上臂肱骨发炎或是骨髓炎，应该是属于慢性骨头发炎，需要进行直视（开放）外科手术（Open surgery），把骨炎部分的脓液抽出（引流法），灌洗患处，以及把浸泡在脓液中的死骨（片）摘除。这叫死骨切除术，而不是用刀刮骨头去毒。如果真的"刮骨悉悉有声"这样用力去刮，是会损害骨的表层很薄的骨膜，会弄巧反拙的。

把脓液抽出，灌洗患处，以及把死骨（片）摘除的同时，医生也会使用抗生素来消灭细菌，控制感染。

不过古代还没有发现抗生素，那些因细菌感染所导致的伤口发炎、骨炎往往就是致命伤。甚至在上一两个世纪，无数在战场上受伤的战士，不是死于枪炮，而是因为伤口发炎而丧命。直到1928年，英国医生弗莱明（Alexander Fleming，1881—1955）才在无意间发现盘尼西林（青霉素）这种物质对细菌有抑制作用。这医学上的惊天动地的发现，从此活人无数，惠泽人类。关羽能够侥幸活下来，本身应该有很强的免疫能力，而那位为他"刮骨疗毒"的军医，的确要记上一大功！

扁鹊是公元前的历史人物，
难道二千多年前的外科
手术真的先进到如此地步？

扁鹊换心

　　一位外科医生问我，有人告诉他中国古代名医扁鹊（公元前 407—前 311）是心脏移植的开山鼻祖，这是否真的？对于扁鹊是世上做换心手术的第一人，我早存有疑问。扁鹊是公元前的历史人物，难道二千多年前的外科手术真的先进到如此地步？

　　为此我翻阅一些资料，发现换心之事确有古书籍记载，连英文版的维基百科也提及《列子》中有换心故事。

　　在《列子·汤问篇》里记录有扁鹊为病人开胸、换心的故事。

　　鲁公扈赵齐婴二人有疾，同请扁鹊求治。扁鹊治之。既同愈。谓公扈齐婴曰："汝曩之所疾，自外而干府藏者，固药石之所已。今有偕生之疾，与体偕长，今为汝攻之，何如？"二人曰："愿先闻其验。"扁鹊谓公扈曰：

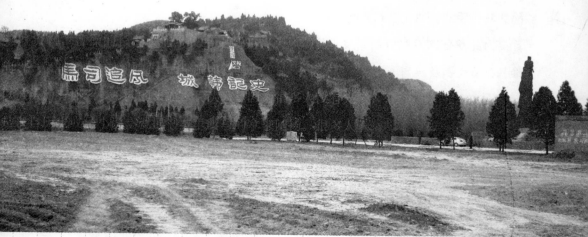

"汝志强而气弱，故足于谋而寡于断。齐婴志弱而气强，故少于虑而伤于专。若换汝之心，则均于善矣。"扁鹊遂饮二人毒酒，迷死三日，剖胸探心，易而置之；投以神药，既悟如初。二人辞归。于是公扈反齐婴之室，而有其妻子，妻子弗识。齐婴亦反公扈之室，有其妻子，妻子亦弗识。二室因相与讼，求辩于扁鹊。扁鹊辩其所由，讼乃已。

　　意思是：当年鲁国的公扈和赵国的齐婴同时生病，都去请扁鹊替他们治病。扁鹊认为他们之间，其中一人自我意志坚强，但勇气不足，因此足智多谋，但优柔寡断；另一人自我意志弱，有勇气，因此不善于出谋策划，遇事独断专行。如果将二人的心交换，那两人就很完善了。二人同意如此做法，扁鹊先让他们喝下麻醉药酒，开胸取出二人心脏，相互交换后，放回各自的胸腔，然后把伤口敷上神药。两人昏迷了三天后苏醒，就各自回家。没料到，换心的结果是当他们各自回到家里，双方的妻儿都不认识

陕西韩城司马迁墓祠的山岗

作者 摄

44

皇家有病知多少

回家的人，还引起一场官司。后来经扁鹊解释换心事由后，真相大白，事情才得以平息。

但是正史的《史记》，是西汉景帝时期出生的司马迁（公元前145—前87）所著，虽有记载扁鹊的事迹，却没有提到他替人换心一事。

我们很难想象，二千年前的医学究竟发达到什么地步？别说古代没有微生物学，又还没有发现抗生素，对治疗手术后的感染没有特效药；更何况古人对人体解剖学、生理学的认识有限，说那时的麻醉水平可以令病人昏迷3天，然后苏醒后安然回家，这简直是神话！我们都知道，器官移植的最大难题是移植的器官组织必须相配，才能够避免排斥作用，而不是靠手术技巧。而没有抗排斥药物，病人也很难活得长久。

我所知道的事实是：世界上第一个进行换心脏手术的医生，不是扁鹊，而是生于二千多年后的南非医生巴纳德（Christiaan Neethling Barnard, 1922—2001）。我读过他的自传《一个生命》（*One Life*），记录他于1967年12月3号在南非的Groote Schuur Hospital，为末期心脏衰竭的病人沃什坎斯基（Louis Washkansky）牙医进行9个小时的手术，把一个在车祸中严重受伤的戴维（Denise Darvall）女士的心脏移植在他的身体里。

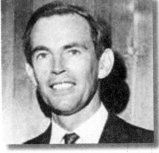

巴纳德医生

一夜之间，这突破性的医学创举消息传遍全球，轰动整个世界，也带给严重心脏病病人新的希望。虽然沃什坎斯基只活了18天，不过以后的心脏移植病人都因为有了这医疗法而能够多活上好些年，目前的5年存活率高达70%以上。

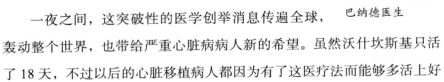

到目前为止，活得最长的心脏移植者是美国的 Tony Huesman，至今已经 29 年。新加坡也有一位在 1985 年接受过心脏移植的病人，如今仍健在。

扁鹊能够做心脏移植是难以置信的事。二千年前的古人对于解剖和生理学认识不够，认为心脏是思维的中心，控制着思考、情绪、记忆，以及聪明才智等功能，所以就有：我的心在估计，我的心在想念你，我的心里头很气，心狠手辣，心胸狭窄……的词句出现。但如果问一问那些接受过心脏后移植的人，他们接受了别人的心脏是否因此而性情大变，人格行为有异？接受器官的人是否思想、记忆、情感都一一移植过去？这些事实，就证明真正控制着思考、情绪、记忆等功能的都是人类的大脑，而不是心脏。

人们会发出疑问：古

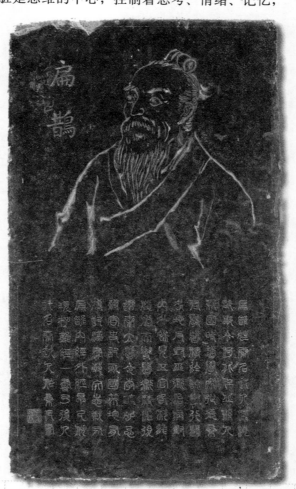

太医扁鹊

微图提供照片◎侯建平 摄

人为什么会编出换心的神话故事？我认为原因有二：

（一）古代的人有丰富的想象力，想到把别人的聪明智慧移到自己的心里（其实是脑袋），来补自己的不足或缺陷，那是多么美妙的事！故此用了神乎其技、家喻户晓、人人敬仰的医者扁鹊的名义，用换心术来取长补短，撷菁取华，让自己更臻完美！这样的做法有点像武侠小说里的"移魂大法"！其实，懂得生理学的都知道，真正需要移植的不是心脏，而是脑袋！

中国人世世代代传承的"嫦娥奔月"的故事，表现了人们希望有朝一日能够实现飞天的梦想，登上称为"广寒宫"、"玉兔"的月亮。扁鹊有特异功能，能"视见垣一方人"（看见墙另一边的人），在诊视别人的疾病时，"尽见五脏症结"（看到病人五脏内所有的病症），相信也是古人的梦想，希望能够把人体内的五脏六腑看透。其实这些故事给予我们启示——只要有梦，梦是会成真的。可不是吗，而今我们有了 X 光，电脑断层扫描（CT），磁共振成像（MRI），心脏移植、人类登陆月球的梦，都相继实现。

（二）通过这些神话故事所含的寓意，反映和批评当时的政局。暗示人无完人，领导们要有设身处地、易位思维的处事态度。要知道，在那个封建时代，胆敢批评统治者、当权者是犯上，大逆不道，可能招致杀身灭族之祸。人们为了保身，不敢直言不讳，只能通过寓言、神话来隐喻。

所以，《列子》的换心故事，只能当作神话传奇故事，不可以列入中国医学史中。

47

皇家有病知多少

这些记录都指出，秦始皇是因病而死的，毋庸置疑。秦始皇不是被谋害死亡的。

秦始皇的死因

最后的旅程

山东省最东北角的成山头，是中国大陆最早看见海上日出的地方，被誉为"亚细亚太阳升起的地方"。那里的广场还竖立着"看中国第一太阳"的石碑。那里也是全中国唯一一座纪念"千古一帝"秦始皇（公元前259—前210）的庙宇的所在地。

史书记载，秦始皇三十七年（公元前210）十月，秦始皇率领小儿子胡亥、左丞相李斯、上卿蒙毅以及随从文武百官，西出都城咸阳，开始他的第五次出巡。这次的旅程长达9个月。当始皇帝车马行至成山头时，秦始皇称该地为"仙境，天尽头"。

这次秦始皇东巡，来到天尽头，目的是想追求长生不老的药物。不过他所始料不及的是，他的长生之梦行将幻灭。这次他不但来到天尽头，也行到生命的尽头，死在回京的途中。他离开成山头后往西行，途经平原津（今山东平原）时就病重不起，但是御驾还继续前行，到了七月丙寅这一天，秦始皇在沙丘平台（今河北广宗西北）驾崩，享年49岁。《史记》的记录只有寥寥12个字："七月丙寅，始皇崩于沙丘平台。"

两千年前的年代，没有飞机，没有机动车辆，没有柏油路或高速公路，一路上走在颠簸不平的路上的秦始皇，肯定是劳累不堪。

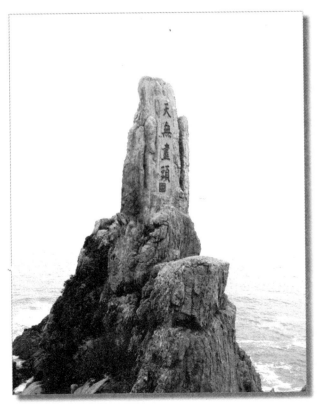

成山头"天无尽头"巨石　　作者 摄

皇家有病知多少

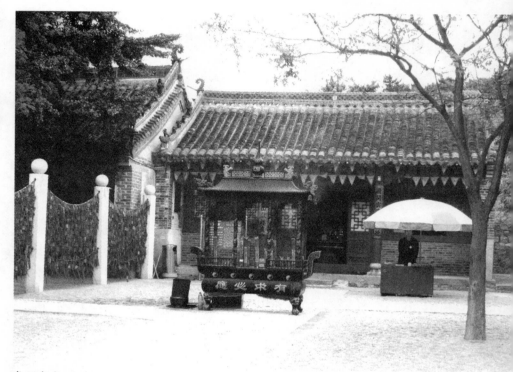

秦始皇庙

作者 摄

　　秦始皇究竟是怎样死去的，河南大学王立群教授在他 2009 年的著作——《读〈史记〉之秦始皇》中有详细分析：（一）谋杀说和（二）病死说。

秦始皇的死因

　　阅读历史的人均知，凡是帝王的死因，总是离不开被谋害或谋杀的嫌疑，这也说明了历朝历代宫廷，一直上演着勾心斗角的名利权激烈争斗。要不然的话就是帝王因为妃嫔众多，且夕干戈，掏空了身子，透支了生命，死于色欲过度！

　　秦始皇被谋杀之说是悬揣他可能被宠信的赵高所谋害。赵高是主持机要办公事务的中车府令兼任行符玺事，职掌传达皇帝命令和调兵的凭证"符"和"玺"。不过谋杀说的证据薄弱。中国现代剧作家、历史学家、作家郭沫若（1892—1978）曾写过一篇历史小说《秦始皇之死》，提出这个观点，但只不过是一种推测，并没有文献、文物佐证。无论如何，他写的只不过是小说，不能认真当作史实或正史。文中说：秦始皇癫痫病发作，后脑撞到了青铜冰鉴上（冰鉴是古代器皿，把冰置放其中来冷藏食物），加剧了脑膜炎并发，陷入昏迷。但这种说法不可尽信，史书好像

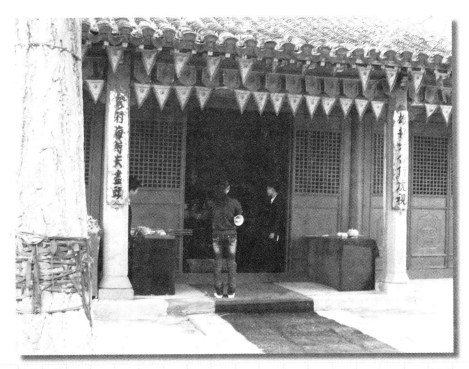

秦始皇殿　　　　　　　　　　　　　　　　　　　　　　　　　　　　　作者 摄

也没有记载此事。

我个人根据病理学推测，秦始皇并不是癫痫病发作，而是因严重中暑，导致抽搐和昏迷。至于说是脑膜炎并发，不知道两千多年前，会有人知道"脑膜炎"这个病理名词吗？郭老还有写到秦始皇死后"右耳里面有一条三寸长的铁钉"，更令人觉得不靠谱。究竟那口铁钉又是谁插进去的？我不知道郭老是不是受到南宋法医学家宋慈（1186—1249）所编的《洗冤集录》里头的"要仔细看验体内，怕有铁钉或其他东西在内"的影响而作此揣测。

至于其他流传民间的故事，多是以讹传讹，更是令人难以相信。

个人认同王教授的病死说。其实在《史记》里，就有用"病"这个字的记载。《史记·秦始皇本纪》称："上病甚益"；《史记·李斯列传》言："……始皇帝至沙丘，病甚。"王教授解释，"中国古代文献的'病'与现代汉语中的'病'概念不一样，一般较轻的病古代文献只称'疾'，只有重病才称'病'"。

这些记录都指出，秦始皇是因病而死的，毋庸置疑。秦始皇不是被谋害死亡的。至于秦始皇是死于什么病，还是一个谜，史籍也没有详细记录他的患病经过以及医疗过程。我们不妨用医学、科学常识来分析一下历史的记载和野史或传闻的可靠程度，同时推断秦始皇病死的原因。

秦始皇病发的时候，
正值炎热的盛夏，
热浪袭人……

秦始皇中暑亡？

热射病

我相信秦始皇是病死于"热射病"，即一般人所说的严重中暑（Heat stroke）。

历史上，热射病是导致英国国王理查二世（Richard II）在 12 世纪圣地之战兵败的原因。近代的如 1967 年以色列与埃及的六日交战，就有两万埃及战士中暑。所以，行军出游都可能导致中暑。

秦始皇病发的时候，正值炎热的盛夏，热浪袭人，相信当时气温是非常高的，虽然他只是坐在车里（两千年前的车里是绝对不会有空调冷气设备的），但是却得忍受长达数月的长途跋涉，鞍马劳碌，休息不足，的确是很容易生病的。

为什么说秦始皇是中暑呢？先谈人的体温控制生理机能。人（以及其他哺乳动物）是属于恒温动物。人的体温通常维持在 37 摄氏度左右。人的大脑有一个区域，是人的体温调控中心，监控着体温变化情况，让体温保持恒定。这个体温调控中心还会指令皮肤出汗吸热，然后汗液蒸发，把热量带走，这是人的一种很重要的散热方式。要维持体温，体内所产生的热量，就得不停地通过皮肤散发出去，否则就不能保持恒温状态。如果体热不能散发，在体内急速积聚，体温继续上升，就导致热衰竭（Heat exhaustion）。

恒温动物有异于变温（或冷血）动物，如蛇、两栖动物、蟑螂及其他爬行动物。变温动物的体温变动，完全受到周围气温左右。

除了高气温之外，还有很多因素促使秦始皇中暑：

（一）他所穿着的衣裳一定十分华贵，所用的衣料可能很厚，透气性很差，或是用了不容易散热的布料。

（二）为了防备被人暗杀，加上有过在公元前 227 年差点被燕国太子丹派去的刺客荆轲刺死，以及在公元前 218 年被前韩国宰相张良所派力士刺客在博浪沙（今河南原阳境内）狙击的惊心经验，秦始皇为了不让别人看得到他，成为狙击者的目标，相信他的座驾是密封的（就算有窗户，也是不常打开的），外人无法一睹皇帝庐山真面目。秦始皇不但制造了很多相同的车辇（座车），他坐在其中的一辆座车，而且时常换乘座驾，难怪狙击手不知道他“匿藏”在哪一辆座驾，害得张良误中副车，错杀了他的替身。

这么一来，秦始皇坐在密不透风的马车里，空气流通不足，热气难以散发出去，更使得座驾里的温度上升。

皇家有病知多少

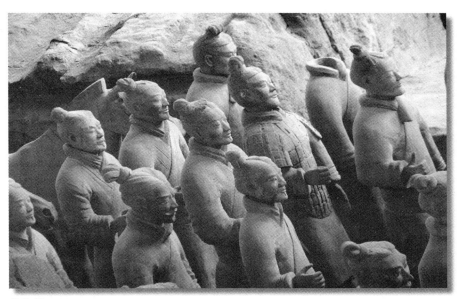

兵马俑　　　　　　　　　　　　　　　　　　　微图提供照片◎税晓洁 摄

　　我们再考虑到，秦始皇帝出巡时，他的车队应该是浩浩荡荡，警备森严的。那么车子的装饰以及外形构造又是怎样的？

　　1979 年，中国考古队在秦始皇陵寝西侧 20 米处发现了铜车马坑，令人推测秦始皇的座驾是由青铜所铸造。铜有很坚固的特别性能，是用来制造座驾，防止袭击的最佳材料。但铜也是很好的传热导体。这么一来，坐在通风设备甚差的车里面的秦始皇，厢内温度极高是可想而知！不知道当时秦始皇有否投诉"热不可耐"！

　　出汗是效率很高的散热方式。汗液蒸发，使液体变成气体，需要消耗热能，可以令体温降低。科学计算，每蒸发 1 克水就可带走 2.43 千焦

皇家有病知多少

的热量（相等于 0.58 千卡）。不过，不是汗流出来了就可以马上蒸发掉的。汗液能否有效地蒸发掉，还要看当时周围空气的湿度。当相对湿度大于 75% 时，是没法有效

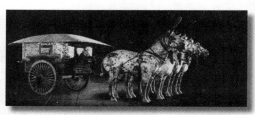

相信是秦始皇御用铜车马

地蒸发汗液的。除此之外，流通或流动的空气（风）也会把蒸发了的热量带走。这时如果周围温度很高，又没有风吹，甚至被猛烈阳光直接照射身体过久，体热就没法有效地散发出去，身体的散热生理机制做出反应调整失效，就会出现中暑或热损伤病（Heat injury）了。

中暑的程度

学过急救或护理的人，都知道中暑的程度有轻重差异之分。

中暑大致上可分为以下四类：

（一）热（中暑）晕厥（Heat syncope）；

（二）热（中暑）衰竭（Heat exhaustion）；

（三）热（中暑）痉挛（Heat cramps）；

以及严重的（四）热射病（Heat stroke）。

目前全球还没有一致认同的中暑定义，也没有证据显示，轻微的热损伤病如热晕厥、热痉挛，如果没有治疗的话，会演变成严重结果。但是热衰竭是有可能演变成热射病的。

一般轻度中暑，只要到阴凉、通风的地方（最好有冷气设备），脱掉

衣服，略为休息一会儿，喝冷饮（含盐但不含有酒精），身体就能很快恢复过来。

中暑的症状有冒汗，表现烦躁不安，呼吸短促，心跳加速，头晕、头疼、疲倦，身体虚弱乏力、肌肉痉挛（抽筋）、恶心、呕吐等。

中暑致死的病理

如果中暑没有得到及时治疗，就会出现更严重的后果。这时身体的调控中心出现障碍，身体不再出汗，皮肤干燥灼热。在这种情况下，患者体温会在短短的十几分钟内急速上升，高达40摄氏度，甚至41摄氏度，出现神志模糊或昏迷，混乱不清，抽搐，不省人事等症状。这就是医学上称的热射病。如果再不及时救治，情况会进一步恶化，导致弥散性血管内凝血，这时内脏器官受到损害，出现如急性肾衰竭，呼吸窘迫，肝功能衰竭，肠道缺血等症状，临床学称为"多器官功能障碍综合症"，甚至导致死亡。

所谓弥散性血管内凝血，是因为细胞（壁）受到高热损伤（毒害），产生某些致病因子作用，使得凝血因子或是血小板被激活，大量促凝物质入血，从而引起一个以凝血功能失常为主要特征的病理过程。主要临床表现为出血、休克、器官功能障碍和溶血性贫血，是许多疾病发展过程中出现的一种严重病理状态，是一种获得性出血性综合征。

所以，我相信秦始皇是因严重中暑，导致弥散性血管内凝血，以致多器官功能障碍综合症，不是暴毙猝死的！

弥散性血管内凝血的预后或后果是极为严重的。有了这样的状况，必须马上进入医院，接受加护治疗，监察心脏、呼吸功能，以及如输血或血浆，制止出血等。

那么轻微的热损伤又如何救护呢？如果出现热射病症状，应马上召救护车送去医院，与此同时，把患者转移到阴凉地方，并采取措施立即让体温降下来，例如用凉水浸泡患者，用水龙头朝患者冲凉水，或者用浸了凉水的海绵、毛巾给患者抹身体。不过要避免用太冷的水，如果冷到让患者寒颤，反而会增加体热产生。

要为患者补充失去的液体及电解质，来恢复血液循环和正常血压，确保肾脏有足够的血液循环，不使肾脏因缺血受损，导致肾衰竭。但是要避免过量输液，加重心脏负荷，引起心脏衰竭以及急性肺水肿。

至于服用药物来降温，包括一般的退烧药，是不能起到加快降温作用的，无需考虑使用。

对中暑，预防胜于治疗。在炎热的天气，有必要采取一些措施预防中暑，如多喝水（不需要口渴了才去喝），减少运动，少穿衣服，避免阳光直接照射，在阳光下活动要涂防晒霜等。在周围温度接近体温时，风扇已起不到预防中暑的作用，最好的办法还是使用冷气（空调）。

有理由相信，辛追夫人
生前是个长期糖尿病患者。

马王堆女尸有糖尿病？

相信知道辛追夫人的人并不多，但是说到长沙马王堆女尸，就有很多人知晓，很多人还和她"见过一面"呢！

1972 年 4 月，中国的考古团在湖南长沙东郊马王堆，发掘出已有 2100 年历史的古墓穴。墓穴里面有一具在地底下沉睡了 2100 年的女尸，随葬的还有大量和历史、地质、天文、星象、纺织、服饰、冶金、工艺、食品、音律、计量等等有关的古代科技及文物。这些发现，震惊了整个世界。

考古学家和历史学家对在墓室里发现的一颗印章进行研究，证明了女尸的身份。原来女尸是西汉文帝时期（公元前 179— 前 157）的人。汉文帝刘恒是汉高祖刘邦的第四个儿子。女尸的丈夫轪侯利苍是当时被刘邦委任为异姓诸侯国——长沙国的丞相。

皇家有病
知多少

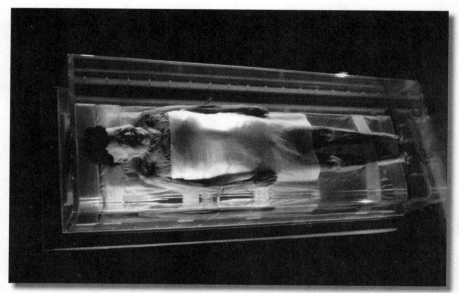

长沙博物馆内的2100年女尸   作者 摄

　　和埃及的木乃伊干尸有所差别，马王堆女尸辛追夫人是一具没有腐化的湿尸。两千多年来，尸体并没有多大的变化，没有高度腐烂，故此病理学医生能够解剖这具湿尸。医学人士肯定这具死于公元前186年的女尸是保留了两千多年最珍贵的病理学标本。根据她的解剖报告，这位养尊处优的辛追夫人生前可谓百病缠身。她患有胆结石、腰椎间盘脱出症、肺结核，也曾有过右前臂骨折，以及感染了蛲虫、鞭虫和血吸虫。这些寄生虫病，也显示出当时长沙的公共卫生以及食水环境条件。更严重的是辛追还患有全身性动脉（包括冠状动脉）粥性硬化症，有70%的主动脉堵塞。她就是因为这急性"冠心病"（心脏病爆发）导致猝死，死时才54岁。这项病理发现，表明被视为20世纪文明病的动脉硬化、心脏病早已存在于二千多年前。

　　辛追夫人有全身性动脉以及冠状动脉粥性硬化症，这种血管病理变化是怎样得来的？有人说是老化过程，有人说是不当饮食、过度营养、摄取过多高脂肪食物、高血脂、高血压、过肥、精神压力等等所引起。

　　我们知道，血管病，尤其是全身性的血管病，是糖尿病的并发症。动脉血管壁因此变硬，再加上粘附在血管壁的粥性斑块，自然而然造成动脉狭窄，阻塞血流供应氧气、营养液到身体其他，组织如心肌、脑、肾脏、四肢等等。有理由相信，辛追夫人生前是个长期糖尿病患者。

　　为什么说是糖尿病呢？糖尿病是一种高血糖的慢性病。糖尿病之所以严重，是由于体内的血管长期受到高血糖的影响，导致身体内器官的血管、血管壁受到破坏和阻塞，长此下去，这些进行性的病变，会造成眼睛网膜血管出血，导致失明；肾脏受到损坏，出现微白蛋白尿，导致肾脏衰竭，需要洗肾换肾；心脏动脉栓塞，导

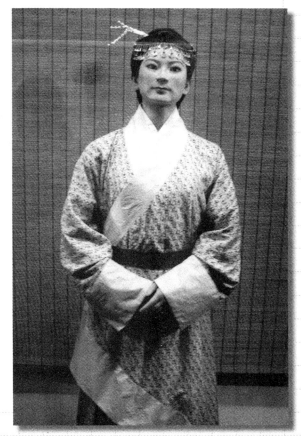

电脑还原的辛追夫人蜡像

作者 摄

致心脏病暴发或猝死；神经纤维受损，使得触觉衰退；脑血管阻塞，引发中风。如果下肢血管阻塞溃烂，伤口会难以愈合，严重的感染会导致生命危险，可能还需要截肢挽救生命。此外还有阳痿等等严重并发症。患糖尿病的日子越长（尤其是没有善加控制血糖），并发症的机率和风险越高。

糖尿病是因为种种原因使身体出现了代谢障碍或紊乱而引起一连串的病变，用今天的医学术语名词来讲，即现代人所谓的代谢综合症。高血糖和全身性血管病变的病理变化和机制属于学术性理论，这里不详细讨论。总的来说，糖尿病和血管病是息息相关的。糖尿病病人除了有高血糖之外，通常也同时患上高血压、脂质代谢障碍（如高血脂、高胆固醇），这样更加剧了血管损害。

辛追夫人也许患上了代谢综合症。当然，两千年前的古人，是没有代谢综合症这种概念的。代谢综合症有很多不同的定义，不过都是大同小异。早在 1920 年左右，瑞典医生凯林（Kylin）就观察到高血压、高血糖和痛风如影随形出现在同一个病人身上，后来又有医生发现和胰岛素抵抗性有密切关系，就是说，身体组织、细胞不能对胰岛素产生应有的反应，引起高血糖。

1998 年世界卫生组织对代谢综合症所下的定义是：糖尿病加上肥胖（尤其是"大肚腩"），异常脂质代谢如过高三酸甘油脂（≥ 1.695 mmol/L）或是高密度脂蛋白胆固醇过低，血压高于 140/90，以及尿液含有微白蛋白。代谢综合症的病因至今仍然不尽明朗，病理也相当复杂，可能和缺乏运动、惯于静坐、老化以及遗传基因等等有关。

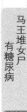

可惜 2100 年前的医学水平，还不能以科技方法来证实辛追夫人是糖尿病患者，也没有技术测定她是否有了像今日的文明社会的"三高症"——高血压、高血糖、高血脂，甚至高尿酸等等。

根据近年来的一些数字，有 10%~25% 的亚洲人口患有代谢综合症。这些人也就面临着糖尿病以及心血管病，以致寿命缩短，影响生活素质和生产力的风险。

所以如果患了这目前还未能"断根"的糖尿病，万不可等闲视之，掉以轻心，应该严加控制病况。小心糖尿病暗藏杀机，它是个无声杀手！

尸体解剖也证实辛追夫人患有胆结石。胆石多数是在胆囊内胆汁所含的胆固醇而形成。但是，高血胆固醇并不一定会有胆固醇胆石。不过有高三酸甘油脂的人较多有胆石病。它也是动脉粥性硬化症的高风险因素之一。

在辛追夫人身体上发现有血吸虫的虫卵，这证明她生前有被这寄生虫感染。

由马王堆女尸谈到血吸虫病

　　读过了长沙马王堆女尸的解剖病理报告，就会发现辛追夫人生前百病缠身。除了患有全身性动脉（包括冠状动脉）粥性硬化症之外，她还患有胆结石、腰椎间盘脱出症、肺结核、骨折，而且体内还有很多种寄生虫如蛲虫、鞭虫和血吸虫。

　　在辛追夫人身体上发现有血吸虫的虫卵，这证明她生前有被这寄生虫感染。这不是一个单独的病例。就在女尸出土后的 3 年（1975），在湖北省的江陵县也发现了一具男古尸。从他的口腔中所含刻有篆体"遂"的一颗玉印，以及墓内竹简记载，可知古尸名字叫遂少言，是江陵市阳人，下葬于公元前 167 年，死亡时间比辛追夫人迟了 25 年。考古发现，遂少言的爵位属于九品，算是个县官身份。

　　经过尸体解剖，发现原来遂少言的身上也有血吸虫的虫卵。这说明

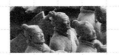

了血吸虫这种寄生虫病的存在已经有好几千年的历史。除了湖南和湖北外，它的踪迹遍布中国南方各省份，出现在长江流域一带，为害该地的居民。西方也有一些报告，记载保存有 3000 年之久的埃及木乃伊干尸，同样发现有血吸虫虫卵，可见这种寄生虫的确有很强的生命力。

为什么说它有很强的生命力呢？如果我们知道血吸虫的生活史，就会了解它能够存在 3000 年以上而不被自然淘汰以致灭绝，消失在生物界里，实在是件不简单的事情。

血吸虫为了要繁衍，不至于绝种，就得去寄居在不同的宿主身上来完成它的生命历程。首先血吸虫的卵得要随着排出的粪便，离开它的第一个宿主——受感染的患者（人），这些虫卵含有毛蚴，它很快在淡水的环境里（湖沼、池塘）找到第二个宿主——钉螺（有别于体积较大的可吃的田螺"螺蛳"），然后在钉螺体内，孵化成为尾蚴，再离开这第二宿主，在水中活动，找寻新的宿主去。

有钉螺，有尾蚴生活的水，叫做"疫水"。人之所以感染到血吸虫病，就是因为在生产或生活中接触到疫水，或者饮用被污染的水，如渔民、岸边生活的居民、嬉水的孩子。

尾蚴侵入人的皮肤后发育成童虫，进入肺部，最后移居肝脏，吸取红细胞作为它的营养液。经过 6~8 星期后，这些发育成熟的成虫，雌雄两虫合体，就定居在肠系膜静脉里，开始排出数以千百的虫卵，在肠道和粪便混合排出，再开始它新一轮的生命循环。这就是典型的"运行"："吸虫 — 脊椎动物 — 无脊椎动物（螺）"生活史。

这样的"吸虫 — 脊椎动物 — 无脊椎动物"循环生活史，竟然可以让血吸虫在严酷的"物竞天择，适者生存"的条件下存在数千年，显示出它强韧的生存能力。

很多吸虫寄生虫的生活史都非常复杂，这是我们医科学生应考寄生虫学时深感头痛的事。不过，就是因为有了对这些寄生虫的生活史的认识，考古学家能够推测出前面所说那位史料不多、身份尊贵的辛追夫人的出身，认为她成长于湖沼地带，出身卑微贫寒。而男古尸遂少言本身是江陵市阳人，生于斯，长于斯，接触到血吸虫的尾蚴以及受感染的机会是极大的。

血吸虫感染给人体带来的病患是肝脏病变，早期病症有肝脓肿，晚期可能出现肝脏硬化，腹部积水，消化道出血，肝功能衰竭，昏迷。受血吸虫感染的孩子会出现发育不良，"侏儒"体型，脾脏肿大，腹部鼓胀等。血吸虫给疫区的人民带来巨大灾害。上世纪的上海、湖南等地，也有为数不少的居民因血吸虫感染而死。

人类吸虫病有好多种，除了血吸虫外，还有肝吸虫病（也叫华支睾吸虫病），肺吸虫病，姜片虫病，以及肝片吸虫病等等。这些吸虫有很相似的复杂生活史，都是需要螺类这种无脊椎动物作为宿主，然后又去寻找第二个宿主如淡水鱼、虾、蟹类，水上植物如菱角、荸荠（马蹄儿）等，再回到人类这宿主身上。

说说肝吸虫病吧，它的感染和饮食习惯有关，如果人吃了含有囊蚴的生鱼、刺身或烤得半生不熟的小鱼，肝吸虫囊蚴就会进入人体，然后在肝胆管内寄生，到了一定时间就会产卵，引发一连串并发症，如急慢性胆囊炎、胆结石等。有很多人受到感染十多年而毫无症状，不知道已

皇家有病知多少

被感染。但等到发现的时候，很可能已有胆管阻塞，胆囊、胰腺发炎，甚至发展成为肝硬化、肝癌，一发不可收拾了。

根据 2006 年的数字，广东省肝吸虫病发病率为中国之最，63 个县市有肝吸虫病流行，人群肝吸虫病感染率高达 5.36%，流行区域肝吸虫病感染率更高达 16.42%，估计全省感染总人数超过 500 万，感染情况在全国最为严重。

所以，当地的卫生局和监管机构，要求餐饮业和集体食堂进行全面卫生检查，各类淡水产品必须严格按照卫生规范进行加工，要煮熟煮透，防止生熟交叉污染。人们要避免吃未熟的鱼虾，尤其是"来历不明"，来

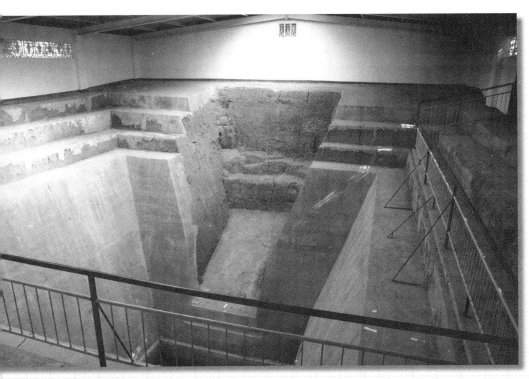

马王堆

微图提供照片◎先春 摄

自受虫卵污染区，在疫水捕捉的鱼。此外，预防措施如控制螺类繁衍，切断传染环节或吸虫的"生活循环"，加强卫生宣传教育工作等等，也是很有必要的。

病从口入，对于饮食，我们不得不加倍小心。

原来，汉成帝有一次
在无意间从门窗隙缝中窥见
赵合德洗澡，这香艳情景竟
然令他受到刺激，
产生性冲动。

皇帝也有偷窥狂

偷窥狂的医学名词是 Voyeurism，也就是一般人所叫的 Peeping tom。它是一种性行为异常障碍症，患者往往有性幻想、性欲望或性冲动的反常行为。患者以偷看别人某些动作来刺激性欲，从中获得性兴奋及满足。这些人喜欢在别人不知情、或未获同意的情况下偷看他（她）们的裸体和私处，或出浴、更换衣服及造爱、性行为。除了当时之外，这些偷窥狂过后回想起此事时还会有自渎的行为。

报章上有时报道一些人因为这些"性欲倒错"或性偏差（Paraphilias，也叫做性癖症）的性反常行为，而被控上法庭的案例。例如去海滩偷看情侣做爱，用隐蔽的相机偷拍女人洗澡或裙底风光。这种行为以前叫做"性变态"。

偷窥狂只不过是众多性癖症或性反常行为中的一种。这类借各种情况、动作来激发性冲动的病态的医学名词多达百多项。例如暴露狂（Exhibitionism）；例如触摸癖或摩擦癖（Frotteurism）——犯罪者在拥挤的场所，强烈、反复产生性幻想，未经异性同意，用下部来触摸和摩擦她们的身体，来获得性满足。也有电话秽语症（Telephone scatologia），患者以打电话给陌生人，讲下流淫秽语言为乐来刺激自己的性欲；偷窃刺激性欲症（Kleptophilia），患者借偷东西来刺激自己获取性兴奋；恋童癖（Pedophilia），患者会被幼童所吸引。还有人接触到一些毛发、异性的衣物包括内衣，或者女性的脚、体臭，甚至去虐待猫狗等等，都会激发他的性冲动！

其实，偷窥狂并非是现代文明病而是千年老病！很多人以为，今日的社会，人们过着紧张、快节奏的生活，加上精神压力大，所以才有偷窥狂这种现代文明社会的心理病出现。但读过历史的人就会知道，远在两千多年前，已有偷窥狂这种病态的记载。犯上这反常行为者，不是别人，竟然是一位赫赫有名、荒淫无道的昏君——位居九五之尊的汉成帝（公元前32—前7）刘骜！他就是犯了偷看女人洗澡的毛病。

或许不是很多人知道汉成帝是何许人也，但是提到"环肥燕瘦"、"掌上可舞"这两句成语，知道的人就多了。"瘦燕""掌上可舞"说的就是汉成帝的皇后赵飞燕！她有一个比她更为美丽的孪生妹妹赵合德，后来也成为成帝的宠妃。

原来，汉成帝有一次在无意间从门窗隙缝中窥见赵合德洗澡，这香艳情景竟然令他受到刺激，产生性冲动。从此成帝以此来获得性刺激，以偷窥为乐。他和姐妹俩旦夕干戈，以致纵欲过度。同时服用过

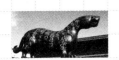

量春药"慎恤胶",竟然死在赵合德的床上,结束荒唐的一生,死时才45岁!

其实身为皇上,汉成帝所拥有的权力几乎达到为所欲为的地步。要看女人洗澡、裸体、更衣这些事,只要一声命令,谁敢不从?他甚至可以效法以前的商纣王的"酒池肉林",用酒填满一池水,把肉悬挂起来当做树林,让男女赤身裸体,在其间追逐戏闹,通宵达旦饮酒来寻欢作乐。或者学习南朝的刘宋前废帝刘子业(449—465),和继位的叔父宋明帝刘彧(439—472),及其子后废帝刘昱(463—477)的荒淫无道,明令宫女和侍卫一起裸体宣淫。又何必偏偏选择偷窥这勾当?但他只有去偷看,才能激发起心理变态的性兴奋,而集体裸体游戏不过是少年天子的疯狂性游戏吧!

至于造成偷窥狂的真正原因,至今未明。偷窥是不被社会接受的反常行为,很多国家的国会都有法案,把偷窥狂行为列入刑事法典,视为性侵犯的犯法行为。

根据报告,有20%的偷窥狂患者的病情会日趋严重,导致出现性侵犯行为。专家们认为这是中枢神经障碍或失调所引起。患者也许早年曾有过不寻常的性侵犯或性虐待的可怕经验,有些还有家族精神病患的历史。一般来说,偷窥狂多数是男性。

有些专家认为,偶然出现偷窥倾向,如偷看色情三级电影或读黄色淫秽画册,甚至看到别人裸体而引起性冲动,并不算是病态和真正的偷窥狂。这也许是好奇心所驱使。但如果起码有六个月以上多次偷看色情影视画册来寻求性兴奋,那就属于淫画癖(Pictophilia)了。无论如何,

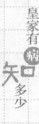

很多人认为，这种行为是不道德和违反社会道德的事。

　　如果有了这些反常行为，就有必要咨询精神科医生或心理学家来寻求诊断和治疗。

这些所谓长生丹药，
无非是淫乐纵欲春药的
代名词和体面用语。

皇帝也中毒

历史上皇帝能够安枕善终的已算是难得，可是偏偏就有皇帝是死于中毒。他们不是被人下毒致死，就是自己甘愿"服毒"，毒死自己。

历代被人下毒毒死的皇帝不胜枚举，他们多数是宫廷斗争、皇位争霸战的牺牲者。例如汉平帝（公元前9—公元5）就是被岳父王莽献上毒酒死去。汉末质帝刘缵（138—145），这童言无忌的小娃娃只因为叫了大将军梁冀一声"跋扈将军"，就被毒死。历史上的白痴皇帝西晋惠帝司马衷（259—306）被东海王司马越毒死。北魏献文帝拓跋弘（454—476），被"养母"冯太后用毒酒鸩杀。唐中宗李显（656—710）被妻女韦后和安乐公主所毒杀。历史上最有名的五代词人南唐李后主（937—978），也因写下《虞美人》，使得宋太宗恨透他那句"故国不堪回首月明中"，就命人在他七夕生日那天，将他毒死。甚至元太宗窝阔台（1186—1241）

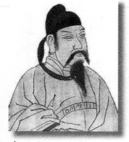

李后主

皇家有病
知多少

和长子定宗由贵（1206—1248），相传也是被毒死的。

　　这里要说的是那些自己毒死自己的皇帝。他们是因为长期服用了含有重金属化合物的丹药，导致慢性中毒而丧命的。

　　当上了皇帝，养尊处优，天天享乐，当然要做个名副其实，长生不老、不死的万岁爷。故此很多帝王，就迷恋上能够令他长生不老的神丹灵药。所以秦始皇要访仙求药，汉武帝要炼化益寿不死丹药，唐太宗李世民服食古印度方士的长生药，宋太祖赵匡胤询问养生秘术。这些封建帝王对道家的丹术的确走火入魔。在明朝，先后有 5 位皇帝是明显死于丹药：仁宗、世宗、光宗、熹宗和南明帝。根据历史，清朝雍正皇帝长期吃炼丹的丹药，可能含有汞、铅、硒这些重金属。他算是中国最后一位宠信道士，迷恋丹药的皇帝。他所吃的所谓丹药，也就是仙丹，是道士们用铅砂、硫磺、水银等天然矿物做原料，用炉鼎烧炼而成。它是道教的一种修炼方法，认为吃了可以长生不老。

　　"丹药"其实是指丹砂，化学成分是硫化汞（HgS），而雄黄也含硫化汞（水银），在自然界中呈红褐色，称为辰砂、朱砂或丹砂，后来泛指"长生药"或"点金药"。有些药物如"金英丹不到"含有水银、砒霜（砷）。

　　传统医学文献提到，水银

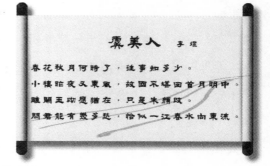

是"大毒之品","入骨钻筋，绝阳蚀脑"。过量的水银或长时期使用都会引起水银中毒。水银能破坏人的神经系统，损害脑部以及消化系统，严重的甚至破坏肾脏，造成难以补救的伤害。英文医学文献也有很多实验报告，表明用硫化汞喂食动物，查出汞可被吸收入体内，在脑、肝、肾等器官累积起来，造成这些器官永久性的损伤。水银慢性中毒会造成口部溃疡，有金属味，牙龈肥厚，容易出血，呈现蓝线，唾液增加，动作失调，过度兴奋等。

在唐朝，炼制丹药活动达到高峰，也解释了唐朝皇帝是遭受丹药之毒最为严重的朝代。新旧唐书有记载，唐朝 21 位皇帝中，至少有 11 位皇帝迷恋丹药（太宗、高宗、武则天、玄宗、宪宗、穆宗、敬宗、文宗、武宗、宣宗、僖宗），而其中 6 位死于丹药之手（太宗、宪宗、穆宗、敬宗、武宗和宣宗）。中国历史上被"长生药"毒死的第一个皇帝，应该算是唐太宗了。

至于中国古代的春药，是用来增强性功能和提高性快感的药物或处方，同样来自道教的炼丹士。这些所谓长生丹药，无非是淫乐纵欲春药的代名词和体面用语。炼丹士们配制过很多"春药"，主要原料包括处女经血、童男精液、汞、铅和一些硫化物。不过这种以透支生命来兑换快感的春药，弊多于利，害处很大，不是人人敢用。

三角杯　　微图提供照片●李莹 摄

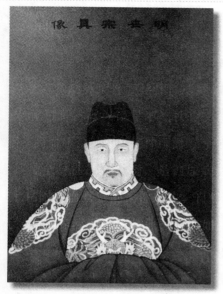

悬挂在南京阅江楼之明世宗画像

作者 摄

明朝服用丹药和春药最"出名"的皇帝恐怕非世宗嘉靖皇帝朱厚熜（1507—1566）莫属。当时还没有"伟哥"这类药物，他用的是天丹铅，令他能长时间随心所欲御幸许多女人，快乐似神仙，以致他二十几年不理朝政。他的宝贝儿子穆宗朱载垕（1537—1572），也继承父"孽"，热衷于春药，结果纵欲过度而英年早逝。他们的老祖宗：仁宗、宪宗、孝宗，同样是好食丹药纵欲，慢性中毒而亡。

为什么明世宗因为春药而最"出名"？原因是他选过很多女孩入宫，准备用她们的经血来炼制"元性纯红丹"以及各种房事秘方、长生不老丹及房中药来供他淫乐。这触发了1542年历史上的"壬寅宫变"，不堪摧残凌辱的宫婢杨金英等乘世宗熟睡之际，企图把世宗活活勒死。事败后，杨金英等和几个王妃同被处死。

虽然知道了含有重金属如水银、铅等的药物有毒，可惜现在仍有很多成药以及一些食品含有重金属化合物。如果药品检控处查出药物中重金属含量超过"标准规定"，这些药物就会被有关当局禁止售卖和服用。我国法律规定，任何人售卖或供应含过量有毒重金属如砒霜、铜、铅和水银等的药物是犯法的。一旦罪名成立，可被罚款或坐牢，或两者兼施。

自缢大概是很多中国人
爱选择的最常见的结束生命
方式之一。和自刎相比，
自缢没有刀光剑影，
没有血流涂地和恐怖死状。

帝王也自杀

　　能够登上皇位，成为九五之尊，位高权重，呼风唤雨，理应只是祈求长生不老，活上万岁万万岁，永享人间荣华。可是，历史上居然有连命也不要，自寻短见、自杀身亡的帝王！真是"寿星公吊颈——嫌命长"！令人觉得匪夷所思。

　　自古到今，中国共出现了大约 559 位帝王，其中当皇帝的有 397 人（开始于千古一帝的秦始皇嬴政），成为王者有 162 人。根据统计，其中就有 1/3 的帝王死于非命，即今天所说的"非自然死亡"，属于警方（公安）要法医验尸调查真正死亡原因的案件。所以做皇帝是"高风险行业"，他们活在腥风血雨、刀光剑影的宫廷内，每分每秒都可能丧命。难怪南朝刘宋前废帝刘子业要杀只有 10 岁的新安王刘子鸾，刘子鸾听到圣旨后，悲愤地对左右说："愿后身不再生帝王家！"二十多年以后，刘宋末代皇

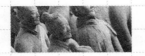

帝顺帝刘准被杀之前，也说出了相同的话。

说到自杀的帝王，这里只举出自刎和自缢的例子，他们之死多是逼于无奈，自忖大势已去，难容于人，惟有自行了断。

说到自刎，史册有记录的第一个以这种方式"殉国"的皇帝，竟然是"千古一帝"秦始皇的宝贝儿子胡亥。秦始皇死后，宦官赵高把持秦政。胡亥对隐瞒真相的赵高深表不满，而本来就有篡位之心的赵高来个先下手为强，动民绝念，于是派女婿阎乐带领上千人，借口要抓捕盗贼，直闯胡亥的行宫。在这种情况下，胡亥自知已是穷途绝路，逼于无奈，抽剑自刎。胡亥遭此下场是罪有应得。他凶残暴政，残杀手足，在位时肆意诛杀，天下让他搞得一团糟，导致陈胜、吴广起义反秦，出现后来项羽、刘邦楚汉争霸的局面。

另外一位自刎帝王，人们自然想到那位"力拔山兮气盖世"的楚霸王项羽（公元前 232— 前 203）。当时项羽的军队被刘邦（公元前 256—前 195）击溃，逃到垓下（现在的安徽灵璧县）。刘邦率领的汉军把垓下团团包围，在四周围奏起楚人之歌曲（四面楚歌），以此动摇楚军军心。在这种穷途末路的情况下，项羽的爱妾虞姬为了不使牵挂，先行自尽，希望他振作起来，反败为胜。项羽带领军队突围到了乌江亭，当时亭长还劝他渡过淮河，在江东自立为王，重起炉灶。但是项羽选择放弃，说了："天之亡我，我何渡为！纵江东父兄怜而王我，我何面目见之？"（这即是历史上的名句"无颜见江东父老"）于是拔剑自刎而死，死时 31 岁。这段事迹被记录在司马迁的《史记·项羽本纪》。

西方亦有一位选择自刎的古罗马皇帝。公元 64 年，罗马城曾经发生

皇家有病
知多少

一场大火，当时很多人认为那是穷奢极侈的尼罗皇帝（37—68）派军队去干的，其目的是要在那里兴建一座富丽堂皇的金宫，让自己享受。结果引起一场叛乱，推翻了尼罗皇帝，逼使他自杀。这就是历史上的"暴君焚城记"。它曾多次被搬上银幕，我念中学时，也曾经看过这套电影。

比起楚霸王项羽，尼罗皇帝的死就窝囊得多。他自知大势已去，也知道元老院宣布他为人民公敌，群众可得而诛之，于是宁可选择自杀。可是这个胆怯怕死的暴君，竟然下不了手，多次拿起匕首，却不敢往胸膛上刺进去，到头来还是他的私人秘书帮他把匕首捅进喉咙。他死得完全没有一点英雄气概，不是壮烈死去。据说，他临死前还发出豪语："看我这个艺术家是怎样死的！"（Qualis artifex pereo!）看来有点阿Q精神！

至于以自缢方式结束生命的帝王，远自春秋战国时期的楚成王（？—公元前626），就因为立嗣事情，招致缢死之难。这位平生有所作为的成王，晚年昏庸，不听从令尹子上的劝说，立了生性凶残的儿子商臣做太子。后来成王改变主意，要把他废黜，改立公子职。商臣获悉此事，发难围攻成王，成王自知无望活命，临死要求"……请食熊蹯（掌）而死（要煮熟熊掌需要一段时间，他想借此拖延时间），不听"，无可奈何，惟有"自绞杀"。

46年前，楚成王正是杀掉了亲兄楚王堵敖才当上国君。难道这伤天害理、骨肉相残的造孽，是因果报应，恶有恶报，天网恢恢，疏而不漏？

另一位以上吊自缢方式来结束自己的生命的帝王，是明朝末代皇帝崇祯朱由检（1610—1644）。

很多史学家认为，崇祯比起前任的皇帝，他的哥哥熹宗朱由校、父亲光宗朱常洛、祖父神宗朱翊钧等老祖宗，算得上是一位好皇帝。他心怀大志，要力挽狂澜于既倒，挽救大明江山于不败。他的气概和急切心情，感动了史学家，获得同情。生于万历三十八年的朱由检，17岁当上了少年天子，在位18年，可惜他只活了短短的34年，壮志未酬，成了末代皇帝。当李自成攻入北京，情况万分危急之下，朱由检还在早朝时亲自击鼓，召唤群臣上廷，共商对策，结果却没有一个臣子前来。他知道大明气数已尽，自觉无颜见列祖列宗，遂决意自尽殉国，选择在煤山自缢。朱由检在自己的衣襟上留下遗言，"朕凉德藐躬，上干天咎，然皆诸臣误朕。朕死无面目见祖宗，自去冠冕，以发覆面，任贼分裂，无伤百姓一人。"有记载说崇祯在煤山死后多天，无人收敛已经腐烂的尸体。还好一个叫赵一桂的人，把他葬在一个先他而死的妃子墓穴里。

有说，他的死连夺走他的江山的满族人亦深受感动，把崇祯帝上吊用的老槐树称为"罪树"，还用铁链锁起来将它"治罪"。后来清朝以"帝体改葬"，下令臣民服丧三日，谥号庄烈愍皇帝，把陵寝命名"思陵"。当然，后人认为清朝此举，无非是收买民心，"作秀"而已！

自缢大概是很多中国人爱选择的最常见的结束生命方式之一。和自刎相比，自缢没有刀光剑影，没有血流涂地和恐怖死状，显得没有血腥，比较"文明、平静"一些。当然，这也可能是受到孔子的儒家思想的影响，认为人死后要保有全尸，因为人死后会有来生，怕把残缺不全的尸体带到阴间，日后投胎转世就会有天生残陷。所以，不论民间或是宫廷，想到自杀时就会采取这种方式。

自刎是把脖子横刀一切，自我了断的结束生命方式。人们的印象是把喉咙或气管切断，不能呼吸而死。其实真正的死因是利器把气管旁的颈动脉切断，导致颈动脉大出血而死。一旦血液不能回流到心脏，脑部得不到血液供应，缺氧情形出现，这个人就会在5分钟内死亡。

那又怎样解释自缢上吊死亡的原因呢？上吊时，颈项被绳索吊起来，当身体骤然下坠，身体的重量使得颈椎骨折，或是第二（枢椎或轴）和第三颈椎出现不完全脱位，让枢椎碾压到颈椎骨髓，血压在一两秒钟内急速下降到0，失去知觉，没有受到多大痛苦，脑死而亡。

上吊的死因也可能是颈动脉被绳索的死结闭塞着，或是因为绳索压着颈动脉球，死于颈动脉窦反射作用，导致心脏停顿。

另一个解释是颈静脉被绳子束紧，血液不能够回流到脑部，引起脑水肿，然后脑缺血、脑缺氧，所以真正的死亡原因不是窒息。

根据史料推测，
汉高祖、汉武帝、
隋炀帝可能都
患有糖尿病。

皇帝和糖尿病

糖尿病是一种常见的代谢障碍疾病，即血糖（葡萄糖）升高，接着从尿液中流走，所以尿里有糖。这种病和生活习惯的改变，以及不良饮食习惯、缺乏运动、肥胖、年龄等因素有着非常重要的关系。

糖尿病的基本病理是血管病变，包括大、中动脉（粥样硬化）、主动脉、心脏冠状动脉、脑动脉、视网膜、肾动脉和肢体外周动脉等，从而引起冠心病、脑血管病、视网膜血管病，肾动脉硬化、肢体动脉硬化等。这一切就会引起心绞痛、心肌梗死、心脏病爆发、猝死等等。糖尿病肾脏病变会导致尿毒症，必须洗肾、换肾；脑血管病变则会有中风的风险；视网膜血管病变则会导致失明；下肢动脉病变最终会导致肢体溃烂，需要锯掉坏死的脚来挽救性命；其他还有败血症或脓毒症、白内障、青光眼等很多并发症。

糖尿病只是病的（原发）主因，伤害不同的器官。至于病人的临床表现如何，就得看是哪一个器官损坏得最严重。

换句话说，如果病人心脏病爆发，原发主因可能是糖尿病，具体原因则可能是中风、肾衰竭、失明，亦可能是糖尿病。糖尿病病势控制不好，日后就会引起并发症。所以糖尿病不可怕，但它引起全身性的病变才是最可怕的！因而我们的糖尿病协会，肾脏、心脏基金时常大声疾呼，教导国民检查糖尿病，认识糖尿病，对这种病千万不可掉以轻心！

有文章说，中国人认识糖尿病要比西方早两千多年，就算从药王孙思邈（581—682）算起，还是早了一千年。这样的说法不太正确。

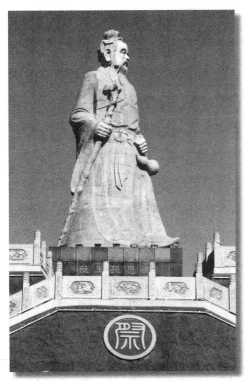

其实早在公元 2 世纪，希腊人阿列·塔·尤·斯（Aretaeus，130—200）就称一种多尿、口渴及消瘦的病为 Diabetes。他以为这种病是由于病人的肌肉和肌体融化了从尿中排出，像虹吸管一样。而在中国，唐朝名医孙思邈的《千金要方》，以及王焘（675—755）的《外台秘要》记述："渴而饮水多，小便数……甜者，皆消渴病也"，就是说消渴病病人的尿是甜的。这相信是最早的糖尿病记载。

糖尿病（Diabetes mellitus，拉

药王孙思邈   微图提供照片◎谢甲午 摄

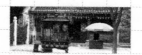

丁文 Mellitus 是蜜糖的意思）迟至 1675 年才命名。那年，英国托马斯·威廉（Thomas Willis，1621—1675）医生描述病人的尿"甜如蜜"。到了 1815 年，法国化学家谢富勒尔（Michael Eugene Chevreul）才从患者尿液中证实那是葡萄糖。

糖尿病既然起码有两千年历史，而且不是罕见的病，那古代的帝王是否也会同样患上糖尿病？翻开史籍，有明确记载糖尿病的并不多。而且"糖尿病"这个病名，是 17 世纪才开始采用的，史册当然不会记录"糖尿病"这名字。相信孙思邈和王焘所说的消渴病就是糖尿病吧（虽然还有人认为消渴症根本就与糖、胰岛素无关，西医的糖尿病根本不是中医的消渴症，不能特指糖尿病），当时没有血糖、尿糖的常规诊断以及葡萄糖耐量试验、糖基化血红蛋白检验，所以我们只好靠推论来诊断糖尿病。

根据史料推测，汉高祖（前256— 前195）、汉武帝（前156— 前87）、隋炀帝（569—618）可能都患有糖尿病。

汉高祖刘邦在黥布叛乱时，抱病带兵征剿，作战中受了箭伤，平叛后伤口不愈、溃烂以及感染，伤势日益严重。他因糖尿病而死是极有可能的。因为伤口发炎，

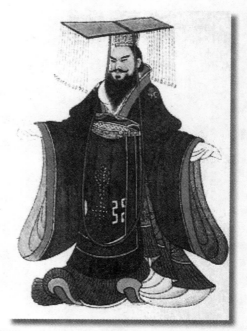

汉武帝

会导致化脓性感染，引起致命的败血症并发，更何况那时候还没有发现抗生素！现代医学知道，糖尿病病人的伤口是很难痊愈的。正如孙思邈和王焘所说："凡消渴病，经百日以上者，不得灸刺，灸刺则于疮上漏脓水不歇，遂成痈疽。"现代医生亦强调提防不要破伤皮肉，以防化脓之祸。

至于汉武帝，他是否患上糖尿病？死因又是什么？有文章说东汉名医张仲景（150—219）曾制作"肾气丸"来治武帝的消渴症。我对此有所质疑。因为张仲景是在武帝死后237年才诞生的！不过匈奴王曾献给武帝治疗消渴病的秘方也许是真的。相信汉武帝患上糖尿病是事实。

武帝晚年生病，精神"恍惚不定"，且有"恐怖症"的表现。我们姑且猜想：从他的判断力和行动，他可能是糖尿病肾脏病变，导致肾衰竭（尿毒症）。这类病人因为脑部"中毒"（脑病变），导致思维混乱，无法集中注意力，幻觉，情绪不定，行为大变，懒散，迷惑等各种精神病态。

事隔两千多年，如何诊断武帝刘彻有尿毒症？这里只能靠推理猜测。

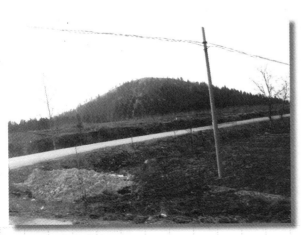

他有些失误的决策，如听信谗言，怀疑儿子戾太子刘据夺权，又以为太子用巫蛊术来陷害自己，使他生病。结果戾太子与母后双双自尽。

我也怀疑武帝在册立刘弗陵为太子后，下

陕西汉武帝茂陵　　　　　　作者 摄

令将其生母钩弋夫人赐死的决定。原来他怕的是这娃娃皇帝"主少母壮"，日后大权会旁落外家，"故不得不先去之也"。有句俗语叫虎毒不食子。武帝杀害亲生儿子和当皇后的妻子，可以说是达到疯狂的程度。难道尿毒症影响到他的脑袋，使得他失去理智，干下这些骇人听闻的罪行？

据历史资料记载，隋炀帝也是患了消渴病，每天"口干舌燥，要饮水数升，排尿数升，渐渐形枯骨立，于是下旨诏太医诊治，结果一个个有去无回，都被隋炀帝斩了。"哈，糖尿病还没有要隋炀帝的命，这些倒霉的太医已经先没命了！（隋炀帝的亲信宇文化及后来发动兵变，将他勒死。）

上回有说过清朝嘉庆皇帝颙（永）琰（1760—1820）是死于高血压、心脏病和急性肺水肿。其实现代人患有"三高症"的很多。所谓三高，就是高血压、高血糖（糖尿病）、高血脂。当年嘉庆帝除了高血压，也可能同时患有三高症。以古代的医药水平，人们是无从验血压、血糖、血脂的！嘉庆帝是否有高血压、糖尿病，我们也就无从知道。

我们有必要知道：对糖尿病切勿掉以轻心，它是个慢性杀手。我们非得尽早检查出糖尿病，尽力控制糖尿病才是。

汉昭帝竟然做了13年的皇帝，而且政绩不错，如果他是患有过期妊娠后遗症的人，他能够如正常人那样去处理政事吗？

怀胎十四月而生的皇帝

　　小时候读过《幼学琼林》（又称《成语考》），在《老幼寿诞》篇有一段："弗陵太子，怀胎十四月而始生；老子道君，在孕八十一年而始诞。"

　　后来又听过《封神演义》的故事，说到哪吒三太子是怀胎三年零六个月后才生下，所怀的是一团肉，说是仙体，当然与众不同。

　　还有传说中三皇五帝之一的尧帝，他妈妈也是怀孕十四个月才把他生下来！

　　这里不谈老子和哪吒三太子的长妊娠期。稍有生理学常识的人都知道，他们的妈不可能有那么长的妊娠期！那纯属神话故事，神奇荒诞。更离谱的是老子"从胁而生，生而白首"，简直匪夷所思，难道是身体内部器官错位，子宫竟然长在腋下或是胸腔里面？根本有违人体解剖学的组织。

就算在动物界，妊娠期最长的哺乳动物是非洲大象，也不过660天或94周，长颈鹿及犀牛为450天或64周。至于正常人的妊娠期，则是266天。

所以，这里就有两个问题：

（一）究竟史书有没有真正记载14个月生子的记录？史书记录是否可靠？

先说史书，14个月生子的记录的确是有的。这里就讨论弗陵太子。

弗陵太子就是西汉的第六位皇帝昭帝（公元前94—前74），是汉武帝刘彻和钩弋夫人的儿子。《汉书·外戚列传·孝武钩弋赵婕妤》记载：

任（妊）身十四月乃生，上（武帝）曰：闻昔尧十四月而生，今钩弋亦然，乃命其所生门曰尧母门。

（二）怀孕14个月才生下孩子，究竟医学上有没有这样的可能？

医学上没有这样的文献记载。而且怀孕14个月后所生孩子也不可能是正常的。

人的生殖生理，从卵子受精的那一天开始计算，直到瓜熟蒂落，正常的怀孕时限大约是266天。人的正常妊娠期多数定在280天或40周，相当于十个孕月（28天为一个月经周期），或十个月经周期的时间。明代李梴《医学入门·胎前》云："气血充实，则可保十月分娩。"《妇婴新说》云："分娩之期，或早或迟……大约自受胎之日计算，应以二百八十日为准，每与第十次经期暗合也。"

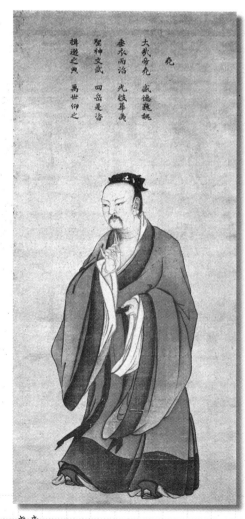

正常的怀孕，多数在 37~41 孕周就会分娩。只要怀胎达到 37 周或以上的婴儿，都属于足月婴儿，而不可以叫做 37 周、38 周或 39 周早产儿！

如果妊娠期超过 42 孕周，那就是妊娠期延长，也叫过期妊娠，生下的婴儿叫做过度成熟儿（Postmature baby）。

怀孕超过了 42 孕周（294 天），很多问题就会跟着出现，这时候供应胎儿营养及氧气的胎盘日渐老化，功能开始衰退。同时羊水减少，胎儿不再增重，甚至减轻。在分娩时，胎儿会有缺氧、脑损伤、产伤、低血糖等风险。胎儿的肺部会吸入胎粪，造成可致命的胎粪肺炎。即使侥幸活下来的孩子，因为缺氧，脑细胞严重受损，很多也会有脑瘫痪、残障、动作失调、智力迟钝等等后遗症。所以，怀孕 14 个月生子的后果是不堪设想！

但汉昭帝竟然做了 13 年的皇帝，而且政绩不错，如果他是

尧帝

患有过期妊娠后遗症的人，他能够如正常人那样去处理政事吗？

所以怀孕 14 个月能安然无恙而生的说法，是不能成立的。

我不知道有没有这样的可能：古代（汉朝以前）是以 20 天为一个月，所以 14 个月就相当于 280 天？但个人认为这个可能性不大，也不知道有没有专家做过考证？因为汉朝的年号以及历法是始于汉武帝在位时，汉昭帝就是在这时期诞生的。

那么是否预产期计算出了差错呢？

怎样计算人的预产期？医学上是以最后一次月经的第一天开始计算预产期，排卵是发生在两次月经的中期或第 14 天左右，所以 40 周（280 天）妊娠比实际卵子受精开始计算的怀孕时间要多加 14 天（2 周）。若是将妇女的月经以 28 天为一个月经周期，那么 280 天妊娠期即相当于十个孕月（28 天为一个月经周期）或十个月经周期的时间，所以自古以来就有"十月怀胎"的说法。不过预产期不是一个固定的估计值，实际上分娩时间往往是在预产期的 1~2 周前后。

预产期推算的公式是：以妊娠前末次月经第 1 天的日期为基数，把月数加 9（或减 3），日数加 7，得出的年月日即为预产期。在预产期前后 14 天内分娩亦属正常范围。例如：最后一次的月经日期（从第一天算起）为 2009 年 4 月 16 日，那么预产期估计是在 2010 年 1 月 23 日的前后 1~2 星期。

如果孕妇习惯使用农历（阴历），那么计算预产期的方法是：在末次月经第 1 天加上 9 个月再加 15 天。例如：末次月经是阴历二月一日，加上 9 个月为 11 月，再加 15 天是 16 日，所得阴历十一月十六日就是预产

皇家有病知多少

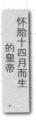

期。

　　预产期计算错误并非少见。数十年前我在妇产科实习时，好些妇女除了用农历去记经期外，还记不起末次月经在哪一天开始。有人交上一张撕下的日历纸，有些去问身边的丈夫。有时我检查新生婴儿时，身体成熟度特征往往和孕周不相符。一个以为是 28 周的早产婴儿，生下来检验结果却是超过 32 周。

　　还有一个可能是怀孕时子宫颈充血，导致房事后出血；或是胚胎植入子宫内膜（也叫胚胎着床，发生在第 6~12 天），引起少量出血，以及先兆流产，甚至泌尿道感染等。这种出血情形，过几天后就停止。但孕妇却错把怀孕早期出血当作是月经，导致把月经期推后几个星期。

　　不过，如《幼学琼林》所说，"弗陵太子，怀胎十四月而始生"，把预产期推后 4 个月，从医学上讲，是不大可能的。

　　研究历史有时候也需要医学、科学知识来帮助解答问题。例如，河南大学文学院王立群教授，在他的《史记》讲座中，讨论秦始皇的生父之谜，探讨秦始皇的生母赵姬究竟怀的是谁人的孩子。是吕不韦？还是秦庄襄王异人？为此他请教过大学妇产科同事有关妊娠和预产期各事项，然后推算出结论：秦始皇是秦庄襄王异人的儿子。他探求真理的精神，严谨认真的治学态度，显出学者风范，令人敬佩。

刘备果真是个巨人吗？
《三国志》说刘备身长七
尺五寸……

皇家有病
知多少

刘备患有巨人症？

不知从什么时候开始，现代人对三国的蜀主刘备（161—223）的身高及长相产生了兴趣，一些人凭着史书和《三国演义》有关刘备的容貌及长相的三数行文字记载，就断言他患了病。去年台湾江汉声医师所著的《名人名病——66个医学上的生命课题》，也提出刘备是患上巨人症。

除了说刘备患上巨人症，更有文章说他患有一种罕见的先天遗传病，叫马凡氏综合症。

刘备是否真的患有这些病症？我认为这些人所作的诊断是基于很薄弱的临床证据而下的判断。撇开野史和演义不谈，我们来看正史的记载。陈寿的《三国志·蜀书》有云："先主……身长七尺五寸，垂手下膝，顾自见其耳。"于是后人就凭这几行文字，为这位蜀主作出假设，诊断出他是患有巨人症！

说实在的，在临床医学上，要诊断一种疾病，起码要经过"望闻问切"四大诊断手段，再加上体液检查、造影如X光等程序，收集尽量多的临床证据资料，才能够作出较准确的诊断。所以要为古人诊病，在缺乏充分临床资料的条件下，又没有现代的诊断科技佐证，真是难上加难了。故此现代的人充其量只能作"大胆假设"，但很少见到很多"小心求证"的文章。

如果刘备还有一些遗照、画像，那至少我们可以凭着它去作更接近真相的诊断。这总比只根据文字的描述来推断"稍为"可靠，至少还可以通过"望"的角度及手段去诊断。但是有谁见过刘备的照片（最好是从不同角度拍摄的全身照）？刘备活着的时候，摄影技术还没有问世呢！摄影是在刘备死后的1600多年，由法国人尼埃普斯（Joseph Nicéphore Niépce，1765—1833）和达盖尔（Louis J M Daguerre，1789—1851）先后在1827年和1839年发明的。

没有照片，那么画像又怎样？我倒看过几幅刘备的画像，不觉得他是个巨人，也不觉得比站在他身旁的随从高出许多！

现代医学对巨人症所下的定义是：骨骼快速增长，尤以长骨较为明显，身高必须远远超出正常人标准的最高限度。这里所说的是"远远"超出，并不是指那些稍为比平常人高出一点点的"高个头"，而是比相同年龄、性别、种族的正常人的身高标准差或是百分率、百分位数值 高出许多。

其实巨人症是一种罕见的儿科疾病，主要病因是脑垂体分泌生长激素过多。这种病症出现在青春期之前、骨骼还没有骨化的阶段。如果刘

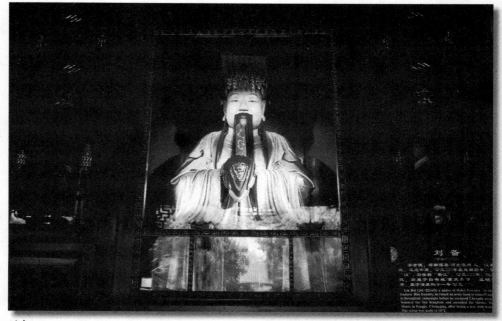

刘备

微图提供照片◎杨树海 摄

备青少年时就有这样明显异于常人的身高，应该会有其他记录留下来。可惜除了说年少的刘备是"家贫，贩履织席为业……"之外，我们找不到其他有关他身高的资料。

若是生长激素分泌过多是在青春期以后才开始，那时骨骺（长骨的两端）已经闭合了，身体不再迅速长高，就只会成为肢端肥大症，那才是属于成人的病。它的发病率为 100 万人中大约有 50 人。病人会出现骨骼粗大，面容改变，前额、颧骨、下颌骨粗大突出，牙齿稀疏、鼻宽、耳大、唇厚、舌厚而语言不清，声带宽厚而声音低沉，可能有耳鸣、耳聋等症状。如果脑垂体（前叶）的功能减低，就会出现无力、食欲减退、精神迟钝，甚至阳痿等。生长激素分泌过多可能由于脑垂体肿瘤或细胞

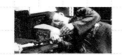

增生所致。

刘备果真是个巨人吗？《三国志》说刘备身长七尺五寸，当时的尺寸和今日的尺寸制度有所差别。古时的一尺大约等于今天的 6 寸 9 分，相等于公制 23 厘米。刘备身高应该合算今天的 1.73 米，比起他的身高八尺的拍档伙计孔明还矮（记载于《三国志·蜀书·诸葛亮传》）。再和秦汉时期的楚霸王项羽（前？232— 前 202）的高度相比较。根据《史记·项羽本纪》："籍（项羽名籍字羽）长八尺余，力能扛鼎，才气过人，虽吴中子弟皆已惮籍矣"，秦代的一尺也是相当于现在的公制 23.1 厘米，所以秦末时的项羽身高应该相当于现在的 1.85 米以上。再看看《史记·孔子世家》记载，孔老夫子"长九尺六寸"，即身高 1.92 米。这么一来，刘备岂不是比他们矮多了。历史没有说这些人是"巨人"，为何偏偏选中刘备，说他是巨人，另眼相看？

现代医学诊断需要"鉴别诊断"，即把类似病症、病状的疾病列出，加以审核，然后排除可能性较低的疾病，才能达致可能性较高的诊断。

对于巨人症的鉴别诊断，和巨人症相似的病症多数很罕见，而且很多是先天遗传病，多达 50 种以上。这些患者的高度也只不过比常人稍高，大约 25~75 毫米而已。例如马凡氏综合症，除了高瘦，还有明显的修长手指，又名蜘蛛指（趾）综合症。还有大脑性巨人症，细胞性染色体异常，性早熟，性腺机能减退，以及先天肾上腺病等等，都是更罕见的综合症。难道刘备真的患上如此罕见的病？

或者，刘备有可能患上更为罕见的雌二醇反应失败的病症吗？雌二醇是睾丸素的一种代谢物（副产品），它促使长骨的骨骺闭合，不再增高。

95

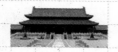

若是病人的骨头不能对雌二醇作出反应，骨骼就会一直不停地增长，直到二十多岁以后。那时病人就会高过 8 英尺了！可惜当时的内分泌学还没有达到能以高科技的验血技术确定这个诊断的水平！（目前世界上最高的巨人是中国东北的鲍喜顺，身高 2.36 米，相当于 7 英尺 9.5 英寸。）

将古人和今人相比较，刘备身长有七尺五寸，相当于 1.73 米。根据美国职业篮球 NBA 发表的数字，中国球员姚明身长 7 英尺 5.5 英寸，换算为 2.27 米；另外一名中国球员易建联身高 2.12 米。相比较之下，刘备就不能算是巨人了，充其量只不过是个身材高大的高佬而已。

我们也不妨拿统计数字来看看刘备是否患有罕见的"巨人症"。如果每 100 万人口中有 50 人患上巨人症，那他患上巨人症的机率是极低的。所以只凭史册上的一段文字，就说刘备患有"巨人症"，是近乎揣测的危险诊断了！

皇家有病知多少

如果他老人家还活在今天，肯定整容医生又多了一笔生意了。

刘备的怪相？

研究畸形学的人，遇到一个有异常样貌或是畸形的人，在作诊断时，是会把各种异常形态综合起来考虑，看看是不是属于一种特有的先天综合症，或是一种单独存在的畸形。

罗贯中《三国演义》的第1回，记载三国蜀主刘备有这些特征："生得身长七尺五寸（亦有写八尺），两耳垂肩，双手过膝，目能自顾其耳。"究竟这样的长相是否算作正常？单凭这些文字的描述，就可以诊断刘备有先天畸形吗？我参阅了一些畸形学的资料，无法由它们所述的特征归纳出刘备是属于某一种病症。在前篇文章中，我认为刘备没有患巨人症这种先天性疾病。不过，相信刘备是有一对比较长而大，但形态正常的大耳。他耳郭特别发达，比常人的耳朵明显的大，连耳垂也大。

皇家有病知多少

　　古人认为大耳朵是"福耳"，是有福之人的富贵相和长寿的象征（刘备活到 63 岁，古代属于长寿）。我相信古人在描写帝王的龙颜时，为了要符合他们的仪表有天子之相的观念，必定以文字把统治者写得有多么好，就多么好，认为陛下的确是天生异相，非常人也！

　　刘备有一对又大又长的大耳朵，是记载于《三国演义》第 19 回里。当时魏国曹操生擒吴国将军吕布，要把他缢死。吕布死前见刘备坐视不救，"目视玄德（刘备）曰：'是儿最无信者！'操令牵下楼缢之。布回顾玄德曰：'大耳儿！不记辕门射戟时耶？'"

　　把《三国志》和《三国演义》拿来对照，《三国志》没有写到后面那句话。不知道元末明初著名小说家罗贯中所说的"大耳儿"，是否取材自比他早出世一千年的陈寿《三国志》的"顾自见其耳"这句话，所得的灵感而作？

　　《三国演义》第 1 回中提及刘备"两耳垂肩"，其实耳朵大到垂到肩膀的人属于罕见。不知道可有人见过几个像这样两耳垂肩的怪人？如果到动物园去，也许可以看到有垂下大耳朵的动物，那可不是大笨象吗？不过，到佛庙去烧香的虔诚信徒，倒是有机会见到两耳垂肩的佛祖或弥勒菩萨塑像，每尊都两耳垂肩。但是《三国志·先主传》则没有写到"两耳垂肩"，只是提到"顾自见其耳"这句话。

　　刘备有一对大耳朵倒是真的，但是眼睛能看到自己的耳朵，只有两个可能。第一，刘备的耳朵是兜风耳，医学上叫蝙蝠耳。耳郭阔大，其大无比，向外"挡风"。这样一来，实在有碍容貌。如果他老人家活在今天，肯定整容医生又多了一笔生意了。其次，要看到自己的耳朵，那么他的两只眼睛必定长在靠近太阳穴的位置。医学上叫眼距或眶距过宽症。一般婴儿的正常眼距为不超过 2 厘米，成人不超过 2.5~3.0 厘米，超过这个距离就是一种先天畸形，有时会伴随有精神发育不全，智力迟钝，染色体异常，骨骼、头颅畸形，食道畸形，先天耳聋等症状。如果刘备有上述的异常形态，他还能够南征北伐，领兵作战吗？

我所见过的眶距过宽症，大多数是一种先天综合症畸形。综合症有很多种，属于畸形学家的诊疗领域，在此不一一列举。

根据解剖学的教科书，当人在站立的姿势时，把手臂垂下，手指尖是在大腿两侧中部。所以《三国演义》说刘备的长手臂"双手过膝"，究竟是他站立着把手垂下时，手指尖处在膝盖之下，或只是接近膝盖？不过《三国志·先主传》说的是刘备"垂手下膝"，我不知道究竟"过膝"和"下膝"有没有分别？还是罗贯中误解，夸张刘备天生神相，寓意他的手长是有指挥、掌权以及很强的办事能力？

一说到双手过膝，我们就想到那些濒临灭绝的长臂猴。长臂猿站立时手可触地，生长在东南亚，印尼的苏门答腊和爪哇，以及婆罗洲各地的雨林，

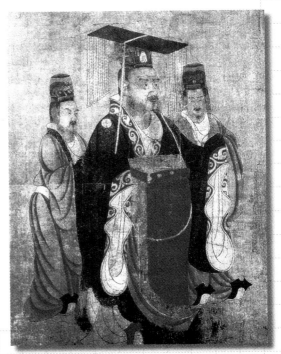

刘备

也可以在动物园里看到。人类是从猿进化而来，说刘备双手过膝，岂不是冒犯他老人家，说他是还没有进化的动物！我不明白古人为什么认为长臂是贵相，还说："手长过膝，盖世英贤"。大概也因如此，刘备是英贤了！

驼子因为本身背部的脊椎往前下弯，会造成垂手下膝或过膝的错觉。可是刘备却是个"身长七尺五寸，垂手下膝"、没有驼背畸形的顶天立地的人物，双手过膝一说，实在很难定论。

过去几十年来，上肢过长的病例我没有见过，反而上肢过短却见过一些。医学上叫做短肢畸形（Hypomelia，Rhizomelia），见于先天侏儒（或软骨发育不全症），以及胎儿短肢畸形（也称海豹肢畸形）等等。

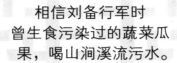

相信刘备行军时
曾生食污染过的蔬菜瓜
果，喝山涧溪流污水。

刘备死于痢疾

前文说过，刘备并没有先天畸形发展，没有怪相貌以及巨人症。我觉得诊断他老人家有怪病的文章都是带有搞笑娱人的性质，哗众取宠！

倒是刘备究竟患上了什么病而丢了性命，还是值得我们去探讨的。221年，刘备称帝后，因为吴国孙权袭杀他的结义兄弟关羽，令他极度愤怒。他不但不肯接受求和，还派大军发动讨伐孙权，为义弟报仇，史称夷陵之战，结果以失败收场。我们这里不去分析刘备败给吴国大将陆逊的原因，不过他兵败后退到永安，不久就病倒是事实。史书也有记载，223年3月，刘备病重，托孤于诸葛亮等人，不久后病逝于白帝城永安宫，终年63岁。

刘备是什么时候得病的？得的是什么病？《三国志·先主传》未有明载，只是提到公元222年冬12月，"先主疾不豫"。据裴松之在注解中所引陈寿《诸葛亮集》记载，刘备给刘禅的"遗诏"中曾说到自己先得的是痢疾，后来又转杂他病，乃至不能治愈。原文是："朕初疾但下痢耳，后转杂他病，殆不自济……"

相信罗贯中的《三国演义》第 85 回，是根据以上记载而写下小说中的遗诏原文："朕初得病疾，但下痢耳，后转杂病，殆不自济……"而遗诏中的"勿以恶小而为之，勿以善小而不为。惟贤惟德，可以服人"，更是千百年来脍炙人口的经典名句。

刘备感染痢疾的事实毋庸置疑。痢疾是一种因缺乏个人卫生，饮食不清洁而导致的肠道感染。患者会有腹痛、腹泻，排出黏液和带血粪便，甚至呕吐、发烧症状。刘备感染痢疾是不奇怪的事。他为了替义弟关羽报仇，亲自带兵征讨。他风餐露宿，战场卫生条件非常之差，而且兵士死伤很多，尸横遍地，使得江水河流受污染，那时候又碰上盛夏 6 月，更容易发生痢疾等传染病。（其实，《三国演义》的第 82 回也有记载同期的吴国大将甘宁"已患痢疾，带病从征"。）

痢疾的诱因是疲劳、饥饿等等，相信刘备行军时曾生食污染过的蔬菜瓜果，喝山涧溪流污水。两千年前的古人尚不知道如何去处理和消毒食水。故此一旦病菌侵入肠道后迅速繁殖，产生内毒素，就会使肠黏膜发炎，引起肠道各种症状。

痢疾（或下痢）是一种已有几千年历史的古老疾病，最早记载在《内经》。痢疾并没有因为生物进化和时光迁移而消失或绝迹。古医籍有记录痢疾的种种，而名称也上百，在此不一一列出。今人所称痢疾的名目也是不少：赤痢、急性痢疾、菌痢、虫痢、阿米巴痢、赤白痢，等等。所以后世人要研究痢疾历史，就必须先弄清楚病患的名称！

传统医书如东晋葛洪（284—354）的《肘后备急方》、隋朝巢元方的《病源论》、唐朝王焘（670—755）的《外台秘要》，都曾详细记录痢疾的临床表现。古人还把痢疾分为十种类型，后来宋代把幼儿痢疾概括为8种，也即所谓传统医学的《小儿八痢论》。

以现代医学来看，痢疾有急性和慢性（病程超过两个月）两种。病情亦可轻可重，甚至有致命的中毒型。而急性痢疾可再分为两大类：一是细菌性痢疾，因杆菌传染而得，遍布全球，包括多种志贺菌属，弯曲菌属以及沙门菌属，这里不多做病理介绍。另一种是更严重的原生虫阿米巴痢疾，是一种肠道的感染。它的临床表现也是有腹痛、腹泻，大便不成形，呈糊状，带有血和腥臭黏液，一天之内排便多次，病人或有呕吐，粪便中可找到阿米巴原虫，病人会有恶寒发热等症状。

痢疾细菌能释放毒素，严重的会引起强烈过敏反应，引起全身毛细血管紧紧收缩，以致微循环障碍，组织缺氧和继发酸中毒。至于神经系

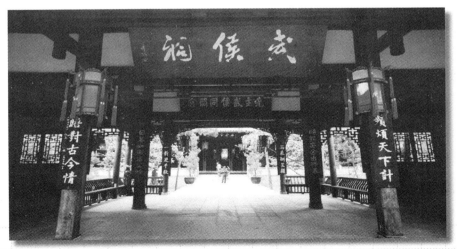

刘备墓葬——成都武侯祠

微图提供照片

统的症状有：惊厥、昏迷、畏寒、发热、全身乏力、血压下降等症状，呼吸衰竭和休克，更为严重的病人还会有败血症。

原生虫阿米巴痢疾是肠道被一种叫溶组织内阿米巴的微生物感染而引起发炎，主要传染途径也是被污染的食水和食物中毒，以及没有良好的个人卫生习惯，如进食前没有先洗手。阿米巴痢疾也称"旅游者痢疾"，多数发生在发展中国家地区以及热带地区。很多从发达国家到这些地方旅游或做生意的人，习惯了从水龙头取水饮用和到外面小吃，一不小心，就很容易染上腹泻。严重的阿米巴痢疾可以使大脑和肝脏感染，导致脓肿。数十年前我曾从一名肝脓肿病人的肝脏抽出五六百毫升的脓液，至今记忆犹新。

后世人对刘备的病死原因，有很多臆测，刘备说他后来又"转杂他病"，不知道究竟指的是什么"他病"？其实刘备的痢疾应该是在222—223年夷陵之战这段时间染上的，由于他正在全力领兵讨伐吴国，在没有痊愈的情况下还去用兵，在战场疲于奔命消耗了体力，元气大伤，再加上无暇照顾自己的"龙体"，抵抗力受到影响，引起并发症，因而"转杂他病"。也许也没有得到御医在旁好好照顾，忽略了自己所病不轻，结果受病魔折磨了好几个月而丢了老命。

究竟刘备是得了怎样的并发症，是战败后忧郁？羞愤？心脏病？败血症？……研究三国历史的人，各有理论，众说纷纭。无论如何，痢疾的确摧残了这年逾花甲的老人的身体，最终要了他的命。

皇家有病
知多少

其实清朝有一位虽然没有坐
上龙椅，但是掌控
朝政大权，俨然是皇帝的
皇太后慈禧，也是死于痢疾。

死于痢疾的帝王

痢疾存在的历史已经很久，名字也很多，在古医籍里都有记载。痢疾本来就是一种因微生物在肠道里活动造成的病理变化，严重的病者可能因而丧命。

所谓病从口入，痢疾通常是因为不清洁的饮食所造成。古时候因痢疾而死亡的人成千上万。可惜那个时候，人们根本不知道细菌这回事！

当然，以现今的医学来说，大家都知道那是什么原因造成的病。大家也知道如何诊断，如何治疗以及预防。可是在几百年前，人们只好凭他们的观察和经验，凭他们曾用过的传统疗法去治疗病人。当然用的不是灵丹妙药，还是有人因痢疾而死去。

在 17 世纪，荷兰人列文虎克（Antony van Leeuwenhoek，1632—1723），是第一个用放大透镜看到细菌和原生虫的人，成为显微镜学、微生物学的先导。他在 1683 年观察和发现自己的牙缝里有细菌的存在，开拓了这门医学兼生物学的领域。（不过至今仍有争议说，英国的 Robert Hooke 才是细菌的发现者。）

微生物是无处不在的。细菌传播的媒介主要是被污染的食物和不洁饮用水。古代人不懂得通过将食水过滤、消毒（如高温消毒，氯化）等等处理方法来预防疾病，所以因细菌引起的肠道传染病——痢疾极为普遍。痢疾的死亡率，尤其儿童死亡率，是很高的。那时候人的平均寿命因而很短。

哈佛大学的研究指出，自从引入处理食用水的技术之后，人们有了清洁食用水，死亡率明显下降，平均寿命也大大延长。虽然如此，目前全球还有约 10 亿人没有安全的饮用水，每年还有上百万人因腹泻而丧命。这也说明公共卫生对改善健康和延长寿命以及降低死亡率是极其重要的。

但别以为腹泻、痢疾是贫穷落后的老百姓才会有的疾病。翻查史料，中国或外国的很多帝王也同样是痢疾的受害者。

例如法国国王路易八世（1187—1226），九世（1214—1270），英国的亨利五世（1387—1422）等人，都是死于痢疾。

中国历史上也有帝王患痢疾的记载。前次讲过三国蜀主刘备是因痢疾而死。其实清朝有一位虽然没有坐上龙椅，但是掌控朝政大权，俨然是皇帝的皇太后慈禧（1835—1908），也是死于痢疾。

从慈禧的医案如《内起居注》，我们可以知道她患有慢性腹泻以及其他毛病如面风痉挛（面神经麻痹），由此推断她得了痢疾。她的确是病从口入，每天吃饭超过百道菜肴，在准备众多菜肴的过程中，御厨污染食物的机率是非常高的。

据称，一向有吸用福寿膏（鸦片）习惯的慈禧得痢疾后，竟然服了加倍量的鸦片来强行止泻和缓解腹痛。鸦片是一种有抑制肠蠕动以及镇痛作用的药物。由于这缘故，病人服用过鸦片之后，腹泻会减少，腹痛也会减轻，让人感觉上好多了。但是这是一种治标不治本的止泻做法，本来要排出去的粪便和细菌，依然滞留在肠道里，更有利于肠道里的细菌毒素进入血液，加重病情，引起菌血症或败血症。鸦片最危险的作用是抑制呼吸，甚至缺氧、休克。

在上个世纪六七十年代，本人就见过好些使用鸦片来治疗腹泻的孩子的严重后果。他们入院时已经奄奄一息，严重脱水，呼吸十分缓慢，进入昏迷状态而丢了性命。相信慈禧也是因用药不当而丧命。

历史有记载，元朝第四任皇帝宪宗蒙哥（1208—1259）因当时军中痢疫流行，染病而死。最后一位皇帝惠宗孛儿只斤妥欢贴睦尔（1320—1370），也是因痢疾在内蒙古应昌去世。

可惜对当时人如何治疗他们的痢疾，没有更多的记录让我们参考。不过我们还是找到了单方治好唐太宗李世民（599—649）的痢疾的故事：

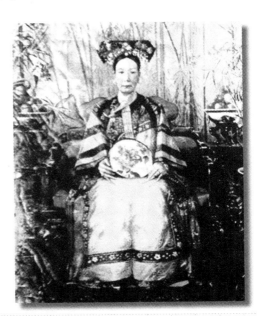

慈禧太后

107

皇家有病
知多少

时太宗苦气痢，众医不效，乃下诏问殿庭左右，有能治此疾者，当重赏之。张（宝藏）尝困此疾，即具疏进乳煎荜拨方，太宗服之，痢即愈，因与宝藏三品文官，授鸿胪卿。（唐·李亢《独异志》）

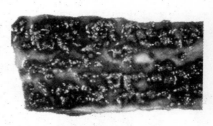

痢疾致使大肠溃烂

荜拨治痢疾是有依据的。医籍《医宗必读》载述："荜拨定泻理心疼。"这个"心"，很可能是指腹部。现代医学研究表明，荜拨含胡椒碱等成分，所提取的精油可以抑制多种细菌，包括金黄色葡萄球菌、大肠杆菌、痢疾杆菌等等，有医治腹痛、腹泻、痢疾的功用。

后来宋孝宗赵昚（1127—1194）因喜吃海鲜患上痢疾，后吃了河藕痊愈。宋宁宗赵扩（1168—1224）也是患了痢疾，御医给他开了感应丸。文献记载感应丸含有丁香、干姜、巴豆、杏仁等药物。其中丁香具有抗菌作用，对大肠、痢疾、伤寒等杆菌，以及葡萄球菌、真菌等有抑制作用。但是巴豆中的巴豆油却是剧烈的泻药，有其毒性。而杏仁所含苦杏仁甙，分解后会产生氢氰酸，也是剧毒，服用者不可不慎。

其他治疗痢疾的草本药物有含皂甙的白头翁，含小檗碱的黄柏，以及黄连等等。从这些资料，我们知道古人没有微生物或细菌这种概念，更不知道抗菌药或抗生素这回事。他们知道痢疾是一种流行病，是"外感时邪疫毒，侵入肠胃"。他们知道某些草本植物能够治疗痢疾，但没有进一步发现这众多的植物具有抑制微生物繁殖以及消灭微生物的功能，也没有发现那些肉眼看不见的微生物，因而与这种突破性科学及生物学发现擦肩而过，错过了机会。

　　由于古代痢疾在民间相当普遍，患者比比皆是，而且人们缺少对疾病的统一认识，加之造成痢疾的微生物甚多，故此疾病名目繁多，药方也杂。难怪唐朝名医孙思邈在《千金方》里说："古今痢方千万首，不可具载。"和今日的痢疾诊断、治疗以及预防相比，是不可同日而语了。

说到司马昭，他是死于中风，
相信病因是急性脑出血。

从司马昭中风谈起

医学史上最早记载中风（Stroke，古称 Apoplexy），应该是在 2400
年前，希腊医学之父希波克拉底（Hippocrates，公元前 460— 前 377）
时期。在以前，中风是一种急性麻痹或瘫痪的疾病，除了一般的护理和
观察之外，没有具体的医疗。

中国帝王的中风记载，最早是在哪一个朝代？陈寿《三国志》及《资
治通鉴》中记载西晋司马昭（211—265，后追尊晋太祖文帝）是病死的。
但罗贯中《三国演义》第 119 回，说到西晋开国皇帝司马炎的父亲司马
昭，有这么一段："昭心中暗喜；回到宫中，正欲饮酒，忽中风不语。次
日病危，太尉王祥、司徒何曾、司马荀顗及诸大臣入宫问安，昭不能言，
以手指太子司马炎而死。时八月辛卯日也。"说明他是中风而死的！

我不知道古人对中风的概念是什么。《晋书·文帝本纪》只记载："秋

八月辛卯，帝崩于露寝，时年五十五。"却没有详细写下死因是中风。我猜想罗贯中是根据他读过的后来的记载而写吧。

究竟最早的中风记录是始于何时？这可追溯到《晋书·皇甫谧传》所提到的西晋针灸名医皇甫谧（215—282）。相信他是患了中风（风痹），半身不遂，右脚偏小，达十九年。残疾的痛苦激发他"耽溺典籍，忘寝与食"，专心钻研针灸疗法。

《新唐书》记载，唐代名医许胤宗曾采用蒸气疗法，医治一例中风不能言语，口噤不能服药的患者。相信这是医学史上治愈中风失语者的最早记载。

明朝的徐春甫著有一本《古今医统》，卷之八中风门也有记载治疗中风的药方。

至于西方，到了1620年，瑞士医生卫法尔（Johann Jakob Wepfer，1620—1695）在解剖死于中风的病人后，确定了中风死因。他提出中风是因为脑出血：出血性中风或脑血管栓塞（缺血性中风）。我们也称它脑血管意外或脑血管疾病。

相信这就是东西方医学，现代与古代医学对中风发展方向的分水岭。中国古代医籍曾经记录了中风的原因和中风的不同论说。古医籍《素问》、《金匮》皆主风说；隋唐医学则以为外袭风邪；金元时代主于火；另有气、湿痰等众多理论。古代医者有很强很敏锐的临床表现观察力，故此病症命名是根据临床表现，造成中风的名目、名词甚多，分类亦繁。西方医学则着重病理，通过解剖来观察，求证病患的病因，从而寻求治疗方法。现代医学是将病症根据身体各系统、器官的病因、病理以及生理学来着手处理解决问题。

　　说到司马昭，他是死于中风，相信病因是急性脑出血。可是造成中风的病因很多。以现代医学来诠释，高血压、动脉硬化、心脏病和糖尿病都是造成中风的危险因素。当然年龄和家族遗传与中风也有密切关系。而动脉硬化的程度也会随着年龄增长来得严重，中风发病率因此相应增高。

　　中国古代由于受到传统道德的限制，自两晋以来，"刑律不能伤人，剖尸验病，亦视作对死者的伤害"。医学解剖学的不发达或是不受重视，大大影响到医学的进展。正如清朝解剖学家王清任（1768—1831）所说："治病不明脏腑，何异盲人夜行。"这种条件下，当然不可能如现代医学把中风根据解剖学来分类。

　　现代医学把中风分为缺血性中风（脑栓塞或脑血栓形成，约80%），以及出血性中风（约20%）。

　　我们不可能凭着薄弱的症状来为司马昭作出病理诊断，只可以揣测他"忽中风不语"是急性脑血管破裂（爆血管）脑出血，使大脑掌控语言的布若卡氏区（Broca's area）受到损伤，导致失语症。

　　当然，当时没有流行病学来识别哪些人是中风的危险群。中风以及它所引起的半身不遂，病因很多，可以著成一本厚厚的医学书籍，或是做一系列的讲座。现今我们都知道，除了中老年、家族史、遗传因素外，其他如三高症（高血压、高胆固醇、高血糖－糖尿病）、心脏病，肥胖、缺乏运动、吸烟、饮酒过量者，都属于罹患脑中风的高危险群。近年来甚至有研究报告提出证据，指出不良的口腔卫生、牙周病也可以导致心脏病和中风。

所以保健教育是非常重要的。它广泛传达人们对中风的认识，教导人识别中风先兆和病征，学会处理及预防。中风属于紧急病症，有必要在病征出现数小时之内确定中风并迅速治疗，把栓塞血管打通，恢复带氧的血流供应，不使脑细胞进一步受到损坏及凋亡，以降低障残（如半身不遂、失语、瘫痪）的机率。

高科技的造像诊断手段（Diagnostic imaging），如电脑断层扫描（CT）和磁共振成像（MRI），能够准确扫描出脑中风部位，确定是哪一类型中风，与此同时也排除了病状和中风相似的脑肿瘤和脓肿等的可能。它的诊断准确性比传统的望问闻切或视诊、触诊、叩诊、听诊手段来得高，大大帮助了尽快尽早治疗中风的行动。

治疗中风的目的不是等到过后如偏瘫、面瘫、肢体肌肉颓废等后遗症出现，才用物理治疗、针灸、药物来治疗；而是要在病发时迅速阻止脑血管阻塞恶

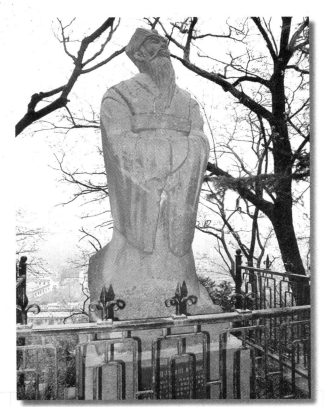

司马昭　　　　微图提供照片◎刘兆明 摄

化，不使更多脑细胞凋亡。

尤其是最近十多年来，有很多令人振奋的临床报告发表，说明如果中风病人能够在出现症状后的数小时内，服用新的血栓溶解剂（组织纤维蛋白溶解原激活剂，Tissue plasminogen activator，TPA），是可以逆转病势的。

中风、半身不遂是常见的脑病或脑血管病。说到患半身不遂的皇帝，我们所知不多。就算有一些历史记载，也不过是两三句的文字，略略带过，没有更多的记录可供研究参考。不过，如果掌握国家命脉、处理朝政的君主，身体有了这样的障残，又如何胜任"圣职"？我们不妨举几个例子看看。

唐穆宗李恒（795—824），因为某日"游玩中目睹一位内官突然坠马"，令他十分恐慌，在"大殿休息时，突然双脚不能履地，一阵头晕目眩，结果是中风……"

北宋真宗（968—1022）晚年，得了半身不遂的毛病——痿痹之疾（半身不遂），"凡事多决于刘皇后"，以致大权旁落。

而宋真宗的后代徽宗（1082—1135），在被俘后押解北上之前，也因惊惧交加而半身不遂。

究竟是什么原因造成皇帝半身不遂，是中风、跌伤头部、颅内出血、先天脑血管病，还是家族遗传病？他们的真正病理已经难以考究了。

秦鸣鹤太医诊出唐高宗是
"风毒上攻"，
提出"若刺头出少血愈矣"，
当场吓倒武皇后。

唐高宗的头痛病

　　唐朝的第三位皇帝唐高宗李治（628—683）是唐太宗的第九个儿子。他的皇后就是中国历史上唯一有加冕的女皇武则天。因为唐高宗患上头痛病，身体欠佳，头重，加上头晕、目不能视，故此常常卧病在床，没有精力治理国政，不得不依赖武则天参与协助政务。而她也因此获得机会大展身手，展示政治才华，从而日后君临天下，改写唐朝的历史。中国的正史亦按照帝王规格，为她设立"本纪"。

　　唐高宗头痛的程度，可以从文献中这段记载知道："唐高宗苦风头眩，目不能视，召侍医秦鸣鹤诊之，秦曰：'风毒上攻，若刺头出少血愈矣。'……上曰：'……我头重闷，殆不能忍……'"结果这一针救了皇上！

　　从有限的资料来推测，我们可以相信唐高宗是患上了严重的偏头痛，而不是脑肿瘤、癫痫或青光眼等所引起的头痛。偏头痛是一种古老的常见疾病，古医籍称它为风眩头痛病。2500 年前，古希腊也早有关于偏头痛的记载。现代社会也有很多人患上偏头痛，估计高达人口的 5%~10%。

医学理论认为偏头痛病人的症状有先兆，可能有闪光性暗点之字形或锯齿形光线，盲点，手脚、嘴唇甚至脸部有麻刺感觉。发作前可能会有短暂的抑郁、疲劳、情绪烦躁不安，或食欲不振、厌食；头痛发生在一侧或弥漫性、搏动性头痛，常伴有恶心、呕吐、晕眩，以及视觉模糊、畏光、恐响症等。偏头痛的发作可能因为气候转变，发作的次数可能是每天几次或几个月发作一次；发作时会伴随四肢发冷、脸色苍白及出冷汗等。症状是反复发作的头痛。这些症状都和唐高宗的病征相似。

秦鸣鹤太医诊出唐高宗是"风毒上攻"，提出"若刺头出少血愈矣"，当场吓倒武皇后。高宗被针灸头部后头痛消失，恢复视觉。

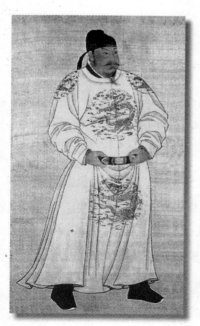

唐太宗

用针灸治疗偏头痛是一千多年前的一种疗法，那时还没有"偏头痛"这个医学名词。现代医学一直认为偏头痛是头颅内的疼痛敏感结构如脑血管受到某些因素的刺激而造成的毛病。不过，医学理论与时共进，近年来提出了"脑皮层扩散性抑制"（Cortical spreading depression）的新学说，认为脑皮层受到刺激后，出现脑活动低落，并且向前扩散，释放一些发炎介质（Mediators），刺激到脑神经，引起剧痛。这个理论取代了以前的理论，和中国中日友好医院针灸科主任李石良教授所诠释的"大脑皮层的兴奋与抑制平衡失调"以及"通过针扎放血的刺激作用，使大脑做出反应，从而调整全身及患病部位"，有异曲同工之处。这个新理论也得到脑部造影技术的支持。此处，也有学者相信偏头痛和遗传基因有关。

偏头痛惯用的疗法是使用药物预防发作，或是发作时用缓痛药物，或两者兼用。传统的针灸治疗是一种非药物疗法，没有药物所带来的副作用。一般针刺治疗偏头痛的费用也比较低廉，是一种可行的治疗方法。多年前，意大利医生曾在外国的《传统中医杂志》发表过他研究 120 名以针灸治疗偏头痛病人的结果。（很多欧陆医学中心如德国、法国、丹麦等也先后发表他们的临床报告，阐述有关针灸的疗效，可惜比起惯用的疗法，没有更明显、优越的疗效。）这篇来自意大利的报告，说他们用了好些穴位来治疗患者，如 ST8，GB5，GB20，GV14 和 LU7 穴位（我查阅过这些穴位的对照名称是：头围、悬颅、风池、大椎、列缺），认为针灸比药物治疗对偏头痛的疗效更好。病人不但病发次数减少，而且缺勤日数也一样减少。但文章也指出，是否确实更有疗效，有待更多的临床研究资料来佐证。

至于秦鸣鹤太医为唐高宗"刺头出少血"这种针刺放血疗法，李石良教授认为它的目的并不在于放多少血来治病，关键是借助它的刺激作用，调节神经功能，使大脑做出反应，从而调整全身及患病部位。

117

皇家有病知多少

宋太祖半信半疑，认为
京城众多名医都没有办法，
怀疑他说大话。何动冰回应
说倘若他治不好皇上的病，
情愿被杀头……

宋太祖"生蛇"

宋太祖赵匡胤之死

宋朝开国皇帝太祖赵匡胤（927—976）做了 16 年皇帝，在公元 976 年 11 月 14 日暴毙，时年 49 岁。宋太祖如何死去，没有人知道，正史没有明确记载他死亡的前因后果，《宋史·太祖本纪》的记载不过寥寥两句："帝崩于万岁殿，年五十。"这是一桩历史悬案。历史上所说的"烛影斧声"疑案，是根据北宋僧人文莹所写的《续湘山野录》，记载所谓"烛影斧声"，"戕兄夺位"的嫌疑，怀疑后来继承皇位的宋太宗赵光义（939—997）杀死自己同胞兄弟。但亦有说赵匡胤过世时，弟弟赵光义并不知晓！至于赵光义是否知晓此事，赵匡胤真正死因又是如何，就留给史学家去寻求答案吧。

有关赵匡胤的陈桥兵变，黄袍加身，杯酒释兵权种种事迹，很多人已经知道，这里就不谈了。

为宋太祖医治缠腰蛇丹

不过我倒是对宋太祖赵匡胤登基不久，不幸染上了"缠腰蛇丹"的传说感兴趣。

缠腰蛇丹，就是现代医学所称的"病毒性带状疱疹"（Herpes zoster，俗称 Shingles）。传说宋太祖腰部皮肤上长满圆形大豆状的水疱，像一串串珍珠一样。当时洛阳有一位药铺掌柜何动冰（一说是河南商丘医师张清理），奉旨来到宫中，仔细观察皇上病状，见到太祖环腰部一周长满了大豆状的水疱，累累如念珠。何掌柜看后，告诉太祖说他有好药，涂上几天就会痊愈。太祖半信半疑，认为京城众多名医都没有办法，怀疑他说大话。何动冰回应说倘若他治不好皇上的病，情愿被杀头。不过何掌柜恳求，倘若他治好皇上的病，皇上要格外开恩，释放所有被囚禁的医师。原来何动冰的医疗法是如此怪异，他打开药罐，取出几条还在蠕动的蚯蚓，放在瓷盘里捣烂，再加入一些槐蜜。过不久，这些肉质样的虫子已溶化变成液体。何掌柜用羽毛蘸些药液直接涂在太祖患处。太祖顿感清凉舒适，疼痛也减轻许多。他又叫太祖喝下一小碗蚯蚓溶化液，告诉太祖这药的名字叫做"地龙"，说因为皇上是真龙，所以是"以龙补龙"疗法！

经过几天的治疗，宋太祖果然痊愈康复，也把被监禁的医师全部释放。

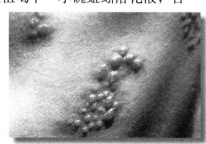

带状疱疹水疱　　　　作者 摄

古老的疹病

我们从现代医学的角度，来谈谈带状疱疹这种我们常见的"古老"病。

之所以说古老，是因为带状疱疹早在宋朝甚至以前就已经存在。隋朝巢元方（550—630）所著的《病原论》就记录有类似的临床病症，称它为蠷螋疮（读 qusou，蠷螋是一种扁平狭长昆虫）。由此可见带状疱疹历史悠久。传统医学称带状疱疹为"缠腰火龙"、"缠腰火丹"，"蛇盘疮"也称"蜘蛛疮"。其他疹病如麻疹、水痘、天花、急疹等，已早为人所知。传统医学理论认为带状疱疹"多因心肝二经风火，或脾肺二经湿热所致"，或是"风热毒邪侵袭肌肤或内伏郁热"。

古人不知道这些疹病的真正病因，那个时候，微生物学还不发达，根本上不知道各种疹病的病理生理。

病毒传染病

原来带状疱疹的元凶是由一种病毒造成。其他如麻疹、水痘、天花、急疹等疹病的病因，也都是因病毒感染引起。古人根本不知道病毒为何物，因为病毒是迟至 1892 年，才被俄国植物学家伊万诺夫斯基（Dmitry Ivanovsky，1864—1920）所发现。换句话来说，疹病的病毒的生存能力很强，它的存在，应该是千百年前的事了。

病毒是比细菌体积更小的微生物，直至 1931 年德国工程师鲁士卡（Ernst Ruska）和诺尔（Max Knoll）发明了电子显微镜，科学家才能一窥病毒的真面目。到了上世纪后期，就有几千种不同类型的病毒被发现。

带状疱疹是因水痘带状疱疹病毒所引起，这种病毒是嗜神经性，侵入人体神经系统。大多数人感染病毒后不会出现水痘，但也有人初次受感染后会患上水痘。过后，水痘带状疱疹病毒沿着神经移动到脊髓后根神经节中（Dorsal Root Ganglia，DRG），长期潜伏在那里，成为隐性感染（或带病毒者）。直到人老了，免疫功能减弱，就可诱发长期潜伏在脊髓后根神经节的水痘带状疱疹病毒，再度活跃起来生长繁殖，沿着周围神经波及皮肤，发生带状疱疹。

75%~90% 的水痘患者为不满 10 岁的孩童，至于成年人，有 10%~20% 一生中会患上带状疱疹。

水痘带状疱疹病毒是通过呼吸道黏膜进入人体，经过血液运行，侵入皮肤，带状疱疹的特点是开始患处皮肤发红，有烧灼刺痛感，红疹簇集，沿着一侧的周围神经作群集带状分布，带有明显的神经痛。接着出现水疱，小如粟米，大如黄豆，疱液开始透明，后来转为浑浊，累累如串珠，排列成束带状。

人初次感染到水痘带状疱疹病毒的表现是出水痘。研究显示，在每 1000 个人当中，约有 3 个人会患上带状疱疹。一般带状疱疹需要 3~5 星期复原，而大约有 20%~25% 的患者，在带状疱疹痊愈，皮肤愈合后的 6 个月，疼痛仍然存在。我们称之为"带状疱疹后遗神经痛"（Postherpetic neuralgia，PHN）。有些患者皮肤患处受到感染，严重的患者会影响到眼睛，甚至导致失明。

现代医学看缠腰蛇丹

从现代医学来看，所谓用蚯蚓加槐蜜的溶化液"地龙"，治好宋太祖

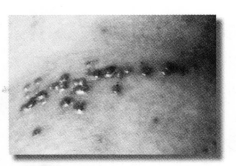
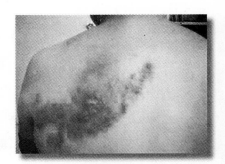

带状疱疹水疱　　　　　　　　　　带状疱疹病发时皮肤　　　作者 摄

的带状疱疹，并不是什么灵丹妙药！更不是有治疗带状疱疹特异性的特效药。原因是大多数带状疱疹，过3~5星期就会复原，就算没有"地龙"药，而用了其他的药物，宋太祖不药而愈的几率还是很高的。况且，蚯蚓身上可能带有微生物如细菌等，涂敷皮肤患处，反而会引起皮肤感染发炎。只不过何掌柜走了运，地龙也因他而名声大震！时至今日，不知道还有没有人相信这种民间传统药物，用"地龙"去治疗带状疱疹？

地龙又名蚯蚓、曲蟮，可外敷内服，是常用传统药物，见于《神农本草经》及《图经本草》。

对患有带状疱疹者，治疗的目的就是减轻疼痛，缩短病痛日子，并防止出现并发症。一般的治疗包括使用止痛药物、抗病毒药物如Acyclovir，阻止水痘带状疱疹病毒繁殖及病情恶化。

"Herpes"源自希腊文，是"爬"的意思，是形容疱疹散布的形式状态，所以叫做"生蛇"。民间有一种说法，说如果让"蛇"围绕身体一周，病人就会有生命危险，广东人叫它"混身蛇"。民间认为，只要用火的热量去炙烧"蛇头"，例如用点燃着的"灯心"烧，或是用"硫磺和苦瓜水"，用墨水去沾点蛇头或蛇眼睛（也许是让蛇看不见东西），阻止扩散，不让蛇环绕身体，那病人有救了。

这个说法毫无医学或解剖学根据，属于无稽之谈，因为带状疱疹是沿着某一周围神经单侧分布，一般不超过体表正中线，不会围成一周。"蛇"会环绕身体一周是极为罕见的。

带状疱疹的医疗及预防

当然，处理带状疱疹的最佳办法，不是等到病患出现，然后去寻求最妥善的医疗法，例如服用止痛药、抗病毒药，使用药物防止皮肤感染，甚至用到类固醇等；或者去找传统医药疗法：放血"抓蛇"、针刺、拔罐，等等。

最好的办法是预防疹病发生。目前已有免疫疫苗可预防水痘带状疱疹病毒所引起的疹病。一种是给孩童、青少年和成年人使用的预防水痘疫苗，另一种是用于 50 岁以上的长者。在 2006 年开始使用的带状疱疹注射疫苗 Zostavax，是一种已经减毒的活疱疹病毒（Live attenuated virus，皮下注射疫苗）。至于高风险的人，如孕妇、有免疫系统问题者或某些高危新生婴儿等等，可以注射免疫球蛋白（Varicella-zoster Immune Globulin，VZIG）来度过高风险期。

预防胜于治疗是治病的基本原则，医病只是治标，预防疾病才是治本。

其实，有了预防疫苗，世界卫生组织在 1980 年宣布天花绝迹，无需注射预防疫苗。相信小儿麻痹症不久也会步天花后尘，这个世纪内在地

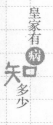

球消失（在西方国家，小儿麻痹症已几乎绝迹）。医学界也有望在不久的将来，能够全面控制水痘、带状疱疹等病毒传染病。

　　总的来说，宋太祖之死，是他患上缠腰蛇丹十多年后的事，最低限度，他的死是不可能和这种疹病有关的。

皇家有病知多少

有了那么多神经不正常
的皇帝掌理朝政，难怪史家
评说宋朝是历朝最弱
的一个朝代，内忧外患，
国运不昌。

神经错乱的皇帝

造成神经错乱的原因有很多，要诊断真正的病因病源是属于精神专
科医生的领域。

神经错乱的原因，可能是由于遗传、代谢作用障碍、脑肿瘤、老年
性痴呆、脑血管阻塞、脑梗死性痴呆、阿尔茨海默病、肝脏或肾脏功能
衰竭（尿毒）、药物或重金属中毒，等等。

在生活中，遇到一些行为诡异的人，一般人会说他是神经病、变态、
疯狂、没有人性等等。果真是患了精神病？那就得去咨询精神科医生。

在中国古代历史上，曾上演过无数子弑父、兄弟阋墙、互相斫杀
的骇人听闻的悲剧，如春秋时代卫国国君州吁杀兄卫桓公；秦二世胡
亥（公元前230—前207）杀害自己31个兄弟姐妹；南朝宋文帝刘义隆
（407—453）被儿子刘劭（？）所弑。刘劭当了三个月皇帝后，又被弟弟

宋孝武帝刘骏（430—464）处斩。尤有甚于此，刘骏还不知纲常礼法、道德人伦为何物，居然大搞乱伦，把4个堂姐堂妹收入宫中宠幸，还生下儿子刘子鸾。他甚至连生母路惠男太后也不放过，所为之事，与禽兽无异。《魏书》有此记载："骏淫乱无度，蒸其母路氏，秽污之声，布于欧越……"隋炀帝杨广（569—618）也有弑父淫母的记录。这些行为，究竟是由于权欲熏心、荒淫残忍？还是真的因为神经错乱、精神分裂症所致？

谈到最常见的精神分裂症，在所有精神病患者中，有半数是精神分裂症，但精神病或行为异常并不一定是精神分裂症。

读过欧洲历史的人都知道，英国国王乔治三世（1738—1820）是一个神经错乱的皇帝。他是在位时间最长的英国君王。他过了50岁之后，就开始被病魔纠缠，开始出现时好时坏的精神错乱状况，因而引发政治危机。最终他不得不委任儿子（后来继位为乔治四世）为摄政。可怜的"癫狂"乔治帝，在他生命的剩余岁月里，竟然是个又盲又聋，神经错乱的孤独太上皇。

原来乔治三世是患上了一种罕见的先天遗传病叫卟啉病（Porphyria），导致他出现精神障碍。这种病的症状还有疲劳、皮疹、腹痛、肌肉无力或痉挛、排出红紫色或琥珀色尿液等等。后来科学家从他的头发分析出含量很高的砒霜（砷）。这种化学物质也同样会毒害大脑，加重了他的病情。

乔治三世这种遗传病连累到他的儿女。他们的病情也一样反反复复，每次病发时也都排出有色素的尿液。直到1783年，御医辛默曼（Zimmerman）还观察到，王室有好些成员也患上相似病征的疾病。

其实，欧洲史也记载了为数不少的精神错乱君王的史料，例如远在1世纪的罗马盖易士王卡利古拉（Gaius "Caligula"，12—31）是个患有精神分裂症的君主。法国国王查理六世（Charles VI，1368—1422）也被认为患有严重的精神分裂症。普鲁士国王弗里德里希·威廉四世（Frederick William IV，1795—1861），也有疯癫症。

一些医学报告有公布过，美国每年就有200万名以上的成年人患上不同程度的精神分裂症，其中10%还承认有过自杀行为。

精神分裂症是一种常见的、病因未明的、但有明显遗传倾向的精神病。病症多数在青、壮年期出现。它的特征是精神症状的突然出现。它亦影响到人的思维包括逻辑、联想、情绪、感知、行为怪异，以及智能、人格、自知能力等多方面障碍。而病者不能认识和承认自己有病，病程会拖延，容易复发。患者的精神活动体现出不协调，思维散漫不集中，和外界环境脱节，对时间、空间等毫不理会。这些人的思想的过程与情绪的表达"分裂"，在想到悲哀的事情时，竟然会表现出快乐的情绪。相反的，当心里高兴时，却会悲哀痛哭。很多患者会演变为慢性精神分裂症。

比较严重的患者会有妄想病征以及幻听，觉得有声音(根本不存在的)来自脑中所想或是体内某一部位，幻想有人在控制或指使、谋害他！有些人自觉到被人洞悉或被揭露，产生恐惧、愤怒、激动。有些还有敌视态度、攻击行为、自伤自残甚至自杀等。

秦二世陵

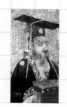

除了家族有精神分裂症病史之外，患者在发病前会表露出内向个性，孤僻寡言，敏感、偏执及怀疑心重，有依赖性，爱幻想等等的分裂人格特征。

有些患者在精神分裂症发病之前有精神诱发因素，例如家庭不和睦，失恋，工作受挫不顺利等，或者缺乏密切的人际关系或社交退缩。

古代对精神分裂症的认识不多，当患者出现病状，行为诡异时，他人还以为是邪魔鬼魂附身，得求神问卜，找方士开坛作法，驱逐邪魔……要判断中国古代的帝皇是否患有精神分裂症并不容易，只能凭点点滴滴的记录推测。

根据上述精神分裂症种种病征，可以推断北宋的英宗赵曙（1032—1067）是患了精神分裂症的皇帝。他是历史上罕有的拒绝接受太子名位而继承伯父仁宗赵祯（1010—1063）的皇位的人。他的精神病是在登位不久的几天后发作（精神异常症状突然出现）的。他"连声大呼有人要杀他"（妄想病征），在"先皇仁宗灵柩前号呼狂奔，令葬礼无法进行"（情绪激动反常），甚至在出殡那天，英宗也称病不出，祭奠当时也不落泪以示孝行，毫无宫廷礼仪（表现出冷淡及无反应，思想与情绪表达分裂）。后来他久不视朝，要立储时，话语已含混不清。这样的精神状态，怎样去处理国家大事？

对于赵姓皇室成员是否有家族遗传病史，我查阅了一些资料。原来宋朝皇帝中的确有一些精神障碍的皇帝，如宋太祖赵匡胤（927—976）的弟弟赵廷美、长子赵德昭，其弟宋太宗赵匡义（939—997）的两个儿子（长子赵元佐，六子赵元偓）都有精神病发病的记录。继任的

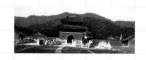

儿子宋真宗赵恒（968—1022）也是一个间歇性疯癫的患者。除了上面所说的英宗，还有"神志清醒时少，精神恍惚时多"，父皇病危仍然拒绝过宫探望，又不肯为父皇主持丧事，有悖人伦的南宋光宗赵惇（1147—1200）。有了那么多神经不正常的皇帝掌理朝政，难怪史家评说宋朝是历朝最弱的一个朝代，内忧外患，国运不昌。但它竟能度过319年（960—1279）的日子！

皇家有病知多少

查阅资料，
发现宋朝18位皇帝中
（北宋及南宋各9位）
出现过很多疯狂、
精神障碍的疯子。

宋朝皇帝有
精神病遗传基因

　　在上一篇中，我曾怀疑宋朝赵姓皇室成员有家族遗传病史。再查阅资料，发现宋朝18位皇帝中（北宋及南宋各9位）出现过很多疯狂、精神障碍的疯子。开国皇帝宋太祖赵匡胤的弟弟赵廷美、长子赵德昭，以及太祖另外一个弟弟、第2任皇帝太宗赵匡义的两个儿子（老大元佐，老六元偓），都有精神病发病的记录。此后承继皇位的主要是太宗的一脉。太宗儿子、第3任皇帝真宗赵恒患有间歇性疯癫。第5任皇帝英宗赵曙有精神分裂症的表现。史载他拒绝接受太子之位，但到头来还是继承伯父仁宗赵祯的皇位。英宗登位几天后，精神病突然发作（精神异常症状突然出现），几乎使先皇仁宗的葬礼无法进行。过后他久不视朝，要立储时，"话语已含混不清"，这样的精神状态，当然不可能正常。

接下来的第 6 任皇帝是宋神宗赵顼（1048—1085），亦有记载他曾得疾病"风眩不语"。神宗有十四个儿子，其中八个早夭，活到成年的仅有六个。其中六皇子赵煦就是后来的宋哲宗（1076—1100）。值得留意的是，九皇子赵佖有忽然双目失明的病历。至于哲宗的死因，后人认为，是因伤风感冒而死，并非如《元符遗制》所记载，是死于性心理病疾病（极度性放纵）："精液不禁，又多滑泄……"

24 岁的宋哲宗英年早逝后，他的弟弟、神宗第 11 皇子赵佶（1082—1135）命中注定，登上了皇位，成为宋朝第 8 位皇帝徽宗。宋徽宗后来被金人被囚禁 9 年，在 1135 年终因不堪精神折磨而死于五国城。史书没有记录他的精神状况。

从南宋的孝宗（1127—1194）开始到末帝，皇位转回到宋太祖赵匡胤的直系血脉。孝宗赵眘（shen），是赵匡胤的七世孙。他的儿子，第 12 任宋朝皇帝光宗赵惇（1147—1200），登位才两年，就出现精神病问题。他"神志清醒时少，精神恍惚时多"，他的父皇孝宗病危，光宗竟然拒绝过宫探望，后来又不肯为父皇主持丧事，行为有异，有悖人伦。至于第 13 任皇帝宁宗赵扩（1168—1224），史书没有记载他的精神状态，只是提到他一向龙体欠佳，体质羸弱，深居内宫，少理朝政，怕吐，怕肚痛。（《宋史》指宁宗是服用金丹，被谋害致死。）

宁宗之后，继承人是血缘关系疏远的理宗（1205—1264），然后是侄儿度宗赵禥（1240—1274），及他的三个儿子先后相继。史料没有记载有关他们有精神异常的情形。相信如果宋朝皇室有异常或致病遗传因子的话，恐怕已经慢慢失传了！

可惜到了宋朝以后，女子的姓名就不再公开纪录在史册中。若是有记录宋朝的公主们这些女性的精神状况，无疑会加强对宋氏皇朝遗传病的研究。

我之所以把宋朝历代皇帝的精神失常和错乱的表现，以及所显示出的精神分裂症的症状，不厌其烦地抄录下来，是怀疑赵姓家族患有常染色体遗传病（显性或隐性）。精神病的症状很是复杂，甚至会误诊为神经官能症癔症等，诊断的确不易。我们不妨在这里作出大胆假设：赵姓家族带有常染色体遗传病（显性或隐性）的基因可能性很高，而不单是有"家族倾向性"疾病那么简单。我揣测这些遗传病应该是一种异常的致病基因，引起先天性代谢障碍症。

对病人的疾患，首先我们要作出鉴别诊断。而因异常致病基因引起的先天性代谢障碍症自然也在被考虑之列。

历代宋朝皇帝有出现过这样的病状，显露出多项不同的异常行为、病状表现，如疯狂、间歇性疯癫、精神分裂、失明、呕吐、肚痛、肌肉无力、神智混乱、幻觉、时好时坏等等，他们的不同行为、病状表现，很可能是因为致病基因表现度（Genetic expressivity）的不同。

我们不禁怀疑，根据所记录的症状，难道宋朝皇室也是患有卟啉症，或是和卟啉症类似的代谢遗传病？可惜史册并没有详细记载疾病的表现，如果怀疑是卟啉症，它们是否有提到和这病相关的症状如皮肤病、便秘以及尿液颜色？

理论上，要确定皇帝们是否有先天遗传病不是不可能的事，不过这

皇家有病
知多少

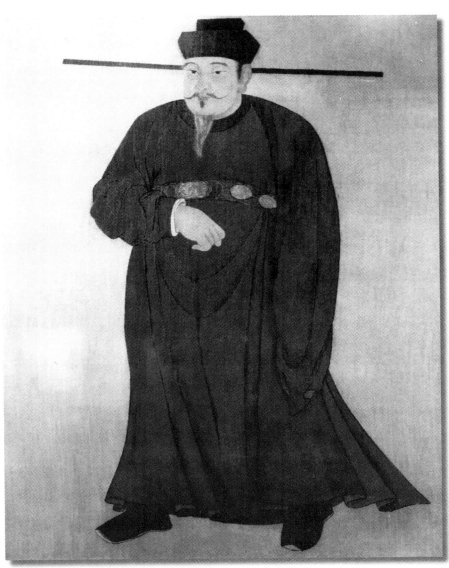

赵匡胤

微图提供照片◎红圈头 摄

就得求助于先进科学了。研究人员可以利用基因诊断方法，对死去多年古人的死亡原因进行重新诊断，如从遗骸抽取 DNA（或线粒体 DNA），对他们家族的 DNA 特征去进行研究，把已经绘制出的基因图谱来对比（配型），从而知道这些存在于第 1 和 11 染色体的卟啉症基因是否相同或是接近。

究竟宋朝皇帝有没有精神病遗传基因，就让以后的科学家去找出答案吧。

有人把历代235位帝王的
寿终年岁拿来计算，可怜的
皇帝平均只活了短短38年
（虚岁39）！

做皇帝是高风险行业？

记得当年高中会考有一道作文题目是"高风险行业"，我只想到救火员、马戏团的特技演员、飞机驾驶员等。近来阅读史书，我才知道做皇帝也算是有职业危害的"高风险行业"！

至于做皇帝是不是属于一种行业，我不得而知。不过历史上有皇帝这个称号，应该是始于公元前221年，秦始皇统一了中国，创立"皇帝"这个尊号，自称始皇帝。从此中国的最高统治者就称皇帝。有人统计，从秦朝开始算，大约共有397位左右皇帝（有人算出是550和235）。数目是否准确，很难确定。

皇帝真的好做吗？身为九五之尊，权倾天下，富贵显荣，手操生杀大权，而且三宫六院七十二嫔妃，佳丽三千，夜夜笙歌，羡煞子民。但有人把历代235位帝王的寿终年岁拿来计算，可怜的皇帝平均只活了短短38年（虚岁39）！难怪康熙皇帝感叹：古来白发天子无几人！再分析这些皇帝的死因：只有2/3是因病安枕而死；其他1/3的死因可以说是"不得好死"！

要知道，中国人祈求的是"五福临门"，而五福的最后一福说的是"考终命"。"考终命"就是善终，即一般人所说的"好死"。人人希望在离开这个世界的最后一刻，没有痛苦横祸，能够了无牵挂、安详自在地离开人间。那叫福气！

我读过清史专家陈桦教授所著《光绪之死大揭秘》（2008年）一书，以及2008年光绪死因研究组公布的光绪皇帝的死亡原因。结论是：光绪是被下毒，因急性砒霜中毒而死。

其实，历史上，皇帝被毒死，光绪并不是第一人。历朝历代这种悲剧都一直在重演。这些可怜的皇帝，好多是和宫廷权力斗争有关而暴死。有些更是死得不明不白，不知真相，死因扑朔迷离，耐人寻味。这里不谈那些被弑杀以及猝死的皇帝，让我们看看清朝以前，每个朝代皇帝被毒死的一两个例子。

立朝不到40年的秦朝被灭亡后，汉朝随之登上历史舞台，长达409年。从西汉开始，经过214年后，最后一个皇帝平帝刘衎（公元前9—公元5）是被大权在手、身为岳父的王莽在"腊日上椒酒，置酒药中"毒死。《汉书·平帝纪》记载王莽是害怕逐渐成长的皇帝会对付他，所以先下手为强，把14岁的小皇帝除掉。

接着东汉的12位皇帝接棒，直到公元220年，汉献帝（181—234）刘协接过最后一棒，禅位给三国的魏文帝曹丕，走完汉朝的全程。

在此之前，东汉的倒数第 4 位皇帝质帝（138—145）刘缵，也是死于非命。这位才 7 岁，不懂世事的小皇帝，乳臭未干，因为口不择言，对着推他坐上龙椅的梁冀大将军叫了一句"跋扈将军"，大将军恐怕这孩子长大后对他不利，就派手下在汤饼中下了毒药，毒死质帝。而 16 岁的汉少帝刘辩（献帝同父异母兄长）也是被奸臣董卓毒死。

历史走进了 155 年的晋朝，出了一个智商很低的惠帝司马衷（259—306）。他是被东海王司马越在饼中下毒毒死，这事记录在《资治通鉴·晋纪八》里。

然后就是只有 169 年的南北朝登台了。公元 528 年 2 月，北魏胡太后派人毒死自己 19 岁的亲生儿子，北魏孝明帝元诩，可算狠毒！

接下来是最短命，才有 37 年的隋朝，开国文帝杨坚的二儿子杨广将父皇杨坚毒死在病榻之上，篡得皇位，成为隋炀帝。

至于唐朝，《唐书》和《资治通鉴》有记载，唐朝第 4 任皇帝中宗李显是被野心勃勃的韦皇后和女儿安乐公主"于饼馓

皇帝龙椅

微图提供照片 ◎赵连山 摄

中进毒"毒死。（不过也有人认为李显是死于心脑血管病。）而末代皇帝，17 岁的哀帝李柷禅位给朱全忠后，还是被鸩杀，难逃一死。

属于五代时期的南唐李后主，是被宋太宗赵光义赐予牵机药（马钱子），在他生日七夕那天死去。

宋朝开国皇帝赵匡胤，突然死于"斧声烛影"之夜的宫廷政变。传说这是弟弟太宗由医官程德玄提供毒药，毒死兄长篡位。据说太宗精于此道，《宋史》、《续资治通鉴长编》卷 22、《涑水记闻》等书都有记载赵光义曾用过毒酒杀人，使人深信赵光义有这样的惯例。

说到元朝，第 12 位皇帝明宗和世㻋（1300—1329），在位仅八个月，也是在宴请弟弟文宗时，被弟弟毒死。

至于明朝后期的光宗朱常洛（1582—1620），因为纵欲过度而生病了，传说老爸万历帝宠爱的郑贵妃派亲信贴身太监崔文升为他治病开药，而不去找太医来。后人认为这是郑贵妃的毒计，以医病为名，毒死才登基不到一个月的明光宗。详情可见后文《明光宗的死因》（一）、（二）。

读过了这些史料，大家会觉得皇宫并不是一个安全的地方。宫殿外边富丽堂皇，里面却是杀机重重，随时随地可能命丧黄泉。有宫廷侍卫那又如何？

已故武侠小说家古龙有一句名言："最危险的地方就是最安全的地方"；反过来，"最安全的地方就是最危险的地方"，这说法何尝不是同样有道理？而且最接近最亲密的人，也许是最要命的杀手——父母、岳父、妻子、儿女、兄弟姐妹、大臣、太监、妃嫔甚至太医，都可能是追魂夺命者！在权力斗争之下，没有什么亲情与道义。当然，皇子之间争宠、争

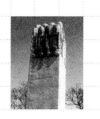

权，斗个你死我活，手足相残，用毒暗杀，眼里没有别人，只有自己，这类事件更是屡见不鲜。人从来没有吸取教训，以史为鉴。这是人性的劣点，也是人性的悲哀。

　　皇帝会随时死于非命，的确，做皇帝这一行，真的是"高风险行业"！

古代皇帝为了长生不老，
希望活得万岁万万岁，
迷信道士丹药，结果多因
慢性铅中毒而死。

毒死皇帝的是什么毒药?

在上一篇中，我讲到历朝历代，都有皇帝被毒死的事件发生。

可惜的是，翻查过好些史料，里面都只是提到皇帝是喝了毒酒，或是吃了掺有毒药的饼饺而一命呜呼，究竟这些受害者是吃了什么毒药，则少有记载。

由于古代的生物、化学科学还没有那么发达，人们对于毒药没有那么多的认识，所以古代的皇帝陛下不可能是吃下氰化钾、氰化钠、氰化氢等置人于死地的物质。被捕的间谍拒绝泄露所获得的机密情报，在严刑逼供和拷打之下，只好吞下藏在身体的氰化钾自杀殉职，因为死人是不会讲话，永远不会说出实情的，这只是电影剧情、戏剧或间谍小说里的情节。当然，如果古人不小心接触到氰化钾，也可能意外身亡！氰化毒品的作用是它和红细胞的血红蛋白紧紧结合，使后者失去带氧的功能，等于使人缺氧窒息而死。

和现代有所不同的是，古代没有人懂得用针筒把大剂量的钾注射进人体内，使心脏停止，立即丧命。也没有人想到注射好几百倍剂量的胰岛素来谋杀别人，因为胰岛素是在 1921 年才发现的。更没有人懂得用放射性的化学元素来杀人。2006 年有一名俄罗斯前特工被怀疑中了钋而身亡，古代的原子核子科学还没有达到这么先进的地步！

古人所常用的重金属毒药大多是砒霜（砷）。至于汞（水银），它的化合物如二甲汞是一种剧毒，就算少到 0.001 毫升也足以使人立即身亡。但误吞水银，因为它是属于金属汞，是一种没有"活性"的金属元素，在肠道内不会发生化学变化，也不会在肠道内吸收，故一般不引起中毒。除了少数人会出现一些症状之外，大多数是没有症状的。这些金属汞过些时候会跟着粪便排出。

至于重金属铅中毒，那多数是慢性中毒性质。古代皇帝为了长生不老，希望活得万岁万万岁，迷信道士丹药，结果多因慢性铅中毒而死。

鸩酒是我们常常听到的一个名词。鸩是一种有毒的鸟。传说中的剧毒鸩酒，就是用鸩鸟的羽毛在酒中浸泡而成。人喝下去不久之后，内脏溃烂，虽然不能语言，但是神志清醒，无痛而死。古代一直把鸩酒当做皇宫谋杀、赐死的上品。

古代的一些史籍如《史记》、《汉书》中，都有记载鸩酒。不过，现在的生物学似乎没有记载鸩这种鸟。鸩这种动物是否存在或已经绝种，仍需考证。不过现代人认为：鸩酒可能是掺入某种毒性很大的毒物，如乌头、毒芹汁等等的酒，成为剧毒。这些泡制过的酒都可称为"鸩酒"，不算是一种特定的毒药。习惯上，人人都叫毒酒做鸩酒，这名词也渐渐成为毒药的代名词。

至于郭沫若先生话剧《孔雀胆》里所说的孔雀胆（不是孔雀的胆囊），也是传说中的毒药。

其实，古代毒死帝王的毒药（包括欧洲的帝王），多数用砒霜这种重金属。2008 年 11 月，多家报章报道在北京召开"清光绪皇帝死因"研究报告会，证实光绪是死于急性胃肠性砒霜中毒。

我们在大戏和武侠小说里常看到、读到"鹤顶红"这种毒药。某某皇帝要处死大臣妃嫔，就赐予鹤顶红酒让他们喝下，令他们自我了断。在喝下皇上"恩赐"的毒酒之前，还得先下跪，三呼万岁，谢主隆恩！这种毒药虽然叫做鹤顶红，但是它和我们在内蒙古所见到的丹顶鹤头顶上的红肉冠"丹顶"毫无关系。"丹顶"是没有剧毒的。古人所说的鹤顶红其实是有剧毒的砒霜，是不纯净、未经加工的红信石（三氧化二砷）。由于它呈红色，故称"鹤顶红"。砒霜（砷）的毒性和氢氰酸的作用机制——缺氧窒息相似。

不过，还有很多毒物是草本药物。在刘弘章、刘浡父子所著的《是药三分毒》（中国友谊出版公司 2007 年）这本书的附录中，列举了明朝时期太医刘纯和等对药材的分类，其中有 132 味急毒药材和 911 味慢毒药材，包括砒石及蟾酥等，都列入"太医黑名单"，可供参考。所以说药材性质的急缓，不能一概而论。

举几个例子：这些名单中有乌头、附子，皆含有毒的乌头碱，它的毒性能引起室性心率失常、心室纤维性颤动（室颤），或室性心动过速，使人在 24 小时内死亡。洋金花，也叫曼陀罗花，含生物碱天仙子胺、东莨菪碱，以及阿托品等，能引起中毒。夹竹桃，含多种强心甙成分，也会引起心律失常、因循环衰竭而死。还有毒芹（毒人参），含有毒芹碱，能在数分钟内引起四肢麻痹、呼吸肌麻痹，导致窒息而急速死亡。钩吻（又名断肠草）含有十多种生物碱以及钩吻酸，也是剧毒物质。

这里要谈谈马钱子。这种也叫做牵机药的药物所以出名，是因为它毒死了五代时期的南唐李后主（937—978），记载在宋朝王铚的《默记》里。只因为李后主赋了《虞美人》这首词，词中有"故国不堪回首月明中"的字句，宋太宗闻悉，知道李后主还在思念故国，龙颜大怒，便命秦王赵廷美赐牵机药，将他毒死。马钱子的主要成分是番木鳖碱（士的宁）和马钱子碱。人吃下马钱子后的 10~20 分钟，毒性发作，脸部、颈

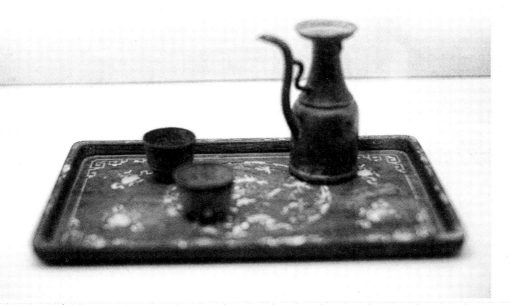

毒酒

微图提供照片◎周振宇 摄

部肌肉僵硬，伸肌和屈肌同时强烈收缩，引起极度疼痛，全身抽搐不止，出现强直性惊厥。最痛苦之处莫过于中毒者仍然神志清醒，忍受剧痛，直到最后头部与足部佝偻相接，有如弯弓的形状而死。由于身体状似牵机，所以毒药叫"牵机药"（"……头足相就，如牵机状"）。牵机药与"钩吻"、"鹤顶红"同列历史上最有名的 3 种毒药。

据悉，慈禧太后曾命令
太医依照她所说的光绪病况，
写出假脉案，还要描述皇帝
患重病的假象。

谈古论今说病历

过去几十年来，很多学者都着力研究清朝光绪皇帝的死亡原因。当然，学者们会参阅和光绪有关的文献、历史档案以及记录他的健康状况的医案（或脉案）等等。

把清朝末代皇帝溥仪的自传《我的前半生》里老太监李长安的一番话，与王照的《方家园杂咏纪事》和清朝名医屈桂庭所写的《诊治光绪皇帝秘记》作一个比较和对证，不难发现其中的论述有很大差别和矛盾。究竟谁是谁非？该以谁的记录为准？

本来御医医案、脉案，是属于实录，而且清朝的御医制度是相当严谨的。那些被清朝太医院选中委派进入皇宫"请脉"的御医，在诊治过后，要开药方，监督制药、煎药过程，臣子尝药后才加上封条密封，之后进药，这一连串的行动，一切有关所开药方的药性、治疗法，都得有

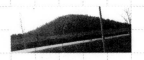

详细记录档案。所以光绪帝前任皇帝同治患了天花，是存有医案记录的。

御医诊治后记录医案必须手抄，逐日记载，所以才有《皇上进药底簿》、《皇后进药底簿》等档案。这些文件不得对外泄露，就好像今日我们的医疗制度，要绝对为病人严守专业保密守则。

清朝的宫廷医案还有所谓的临终脉案，把宫廷内的显贵病笃时的一切情况记录在案，所以有了乾隆、嘉庆、同治帝的临终脉案，这些都是很丰富、很有价值、可供后人研究的医案。

但是，据悉，慈禧太后曾命令太医依照她所说的光绪病况，写出假脉案，还要描述皇帝患重病的假象。相信慈禧非常痛恨光绪连同一些大臣去搞政变，推行维新变法，夺取她的权力，早萌废帝之心。她想以光绪病重，不能胜任帝职为由，伺机撤换皇帝。既然如此，从这真假难分的医案、脉案，我们如何知道光绪的真实病况？这些脉案真的可靠和可信吗？

处在今天，如果医生在医疗记录做手脚，造假、涂改、增添、删除，肯定会被医学理事会检举，暂停或吊销行医执照，或在医生名册上永远除名，不得行医。可惜清朝并没有这些监控御医的制度，又偏偏碰上拥有至高权力的慈禧太后，她达到为所欲为的地步。谁敢指正她的所作所为是不正当，岂非"寿星公上吊"—— 嫌命长！

御医杜钟骏在他的《德宗请脉记》中记述，清朝大臣曾指令他在医案中删除"此病不出四日，必出危险"的字样，恐怕会吓到皇上。这些医案被更改和删除，后人又如何知道病况实情？

在中国历史上，是有过病历或病人记录这回事的。远在南北朝，就有医书记载临床实践病例。但也有些医疗记载，多属于轶事或传说，近乎神奇荒诞！例如南北朝时名医楮澄治疗一个患了5年冷疾的病人，病人服药后结果吐出13头雏鸡，霍然而愈！我怀疑为什么这些雏鸡留在胃里那么久，还没有被胃酸消化掉。

中国医学史上，历代都有为数不少的医学宝典著作。最早有个别病历记录是收集在一本叫《仓公诊籍》的书里。仓公又称淳于意，是西汉文帝时期名医。他的女儿就是"缇萦救父"故事的女主角。因为缇萦的孝心，感动文帝废除肉刑法（脸上刺字，割掉鼻子，砍左右脚趾等）而名留千古。仓公在诊籍中记录了宫廷的王侯和家属、官吏、随从的一些案例，包括个人资料、病情脉象、治疗方法、药物、效果（痊愈或死亡）等，也分析医疗失败的原因。而后来的南北朝，李修、王显等御医亦各著有《药方》多卷，如《宋建平王典术》120卷、北魏李修《药方》110卷、王显《药方》35卷。

谈古论今，我们谈谈今日的医疗记录，或是病例，或病历记录。

医院对处理病历记录有很严格的要求，医生、医科学生及医护人员等都得遵守。主治医生在诊视病人后，要尽快把病人的诉说，当日诊断结果，病况进展或是变化，所有的检验报告，以及接下来对病人的治疗计划等等都得清楚记录下来，字体不得潦草，避免用负面文字记录，或是以蔑视态度描述病人。看病人的时间、日期都得记录在案。更切忌在记录里宣泄不满情绪，甚至对同事批评、含沙射影等，有损专业道德。

病历记录是属于有法律责任及约束力的文件，可以在医患纠纷以及诉讼时作为呈堂证件。例如患者一方控诉医生有专业上失职或疏忽，病历记录的内容就是有力的是非证据。这样一来，不但可以让患者讨回一个公道，而且也能够还被误告医者一个清白。除此之外，如果病人进入别家医院，只要取得他过去的病历记录，就知道他过去患病的历史，也就避免重复已做过的检验程序，以免费时误事。而且，病历记录也会注明病人是否对药物敏感，免去了重复询问的麻烦。再者，保险公司、一些医药福利团体、受聘前健康检查，代理医生可能征得病人同意，申请医药报告，或参阅病历记录。

病历记录属于机密文件，医护人员有义务为病人保密，妥善收藏这些文件，不得销毁。除非获得病人同意，病人资料不得外泄，否则就是触犯专业守则。

有病人不满他的家庭医生，发觉医生没有详细记录他的诊疗情况，甚至看过他五六次后，连一张明信片大小的病历卡还没填满。他问如果遇到投诉、诉讼，该如何是好？其实，如果此事属实，将来吃亏，理亏的应该是医生吧。

也有病人批评他的医师，在替他看病时，不过是把把脉，看看舌头，观察脸色后就开药方了事，从来没有写病历记录。他说，医师每天看那么多病人，不写病历，下次复诊又如何记得那么多病人过去的状况，难道他真的有那么超强的记忆力？如果出了差错，没有病历，他怎样去向医师交涉？他思量之后，只好另谋名医了。

总之，病人的医疗记录很重要，这是毋庸置疑的。

中国有哪些皇帝患有
痛风？我查阅了一些资料，
却很少见提到皇帝患有
痛风及痛风性关节炎。
其实这不奇怪。

元世祖患痛风？

　　古代的帝王将相和高官权贵，每餐都是美馔佳肴、山珍海味，吃得好，喝得好。但这些让人大快朵颐的食物，都含有很高的嘌呤。这些物质都是痛风症的致病机制。痛风症因此也被称为"帝王将相病"、"富贵病"。

　　痛风也和糖尿病、冠心病、高血压、动脉硬化以及肥胖症、血脂紊乱等疾患有关，都是文明社会的"产物"。如今它已不是富贵人家的"专利"了。

　　至于饮酒，酒能刺激嘌呤增加，导致血尿酸增高和血乳酸增高，抑制肾脏对尿酸的排泄。在 2004 年，美国哈佛大学的学者在《柳叶刀》（*The Lancet*）上发表研究了 12 年的报告，指出啤酒能代谢为嘌呤，进一步代谢为尿酸，和痛风息息相关。

痛风的特点是高尿酸血症。它的病理是由于嘌呤代谢紊乱，引起痛风石沉积在软组织内如关节、耳轮软骨、手脚、肢骨甚至心瓣、肾脏；引起痛风性关节炎和关节畸形，常常牵连肾脏，引起慢性肾炎以及尿酸肾结石。痛风的病理，多数患者是因先天性嘌呤代谢紊乱，属于家族遗传倾向的疾病，但大多原因尚未阐明。有些是属于继发性痛风，是由于肾病、白血病、药物等引起。在传统医学，它属于"痹证"范畴。《医学准绳六要·痛风》有记："痛风，即内经痛痹。"清代医家唐宗海（1846—1897）的《血证论》言："痛风，身体不仁，四肢疼痛，今名痛风，古曰痹证。"

究竟古人对痛风认识的历史有多久？早在公元前 5 世纪，希腊医学之父希波克拉底就有记载关于痛风的临床表现。在 11 世纪，人们是用 Guta 这名词（拉丁文，为一滴的意思），认为痛风是一滴一滴的毒素毒害关节所引起的疾病。直到 13 世纪时，荷兰医师 Vielehardouin 才用 Gout 这名词。至于对痛风和高尿酸血症关系的研究，则要到 1797 年了。当时英国医生 William Wollaston（1766—1828）分析出尿酸钠盐，解释了痛风和尿酸的关系。1848 年，英国医生 Alfred Garrod（1819—1907）检测出痛风病者的血液中有尿酸的存在。

外国历史有记载，神圣罗马帝国皇帝查理五世（1500—1558，也是西班牙查理一世）就因为严重的痛风而不得不退位。连他的儿子西班牙菲利普二世（1527—1598）也患了痛风及肾脏病。英国法国也有多位国王患有痛风：英国的亨利八世（1491—1547）、詹姆斯一世（1566—1625）及乔治三世（1738—1820），法国的路易十六（1638—1715）、查理五世

（1338—1380），以及他的父亲、祖父都是痛风患者。

　　中国有哪些皇帝患有痛风？我查阅了一些资料，却很少见提到皇帝患有痛风及痛风性关节炎。其实这不奇怪。传统医学书籍不会记录"痛风性关节炎"这个医学名词，而是把很多种类的关节炎如风湿热病、风湿性关节炎、类风湿性关节炎、增生性脊柱炎、强直性脊椎炎、系统性红斑狼疮，连压迫颈部脊髓或颈神经根的颈椎间盘退行性增生（Degenerative cervical inteveterbarl disc prolifeartion），都归于传统医学的"痹证"范围。所以痹证不是等同于痛风。至于东汉名医张仲景（150—219），却是以"历节病"来命名类风湿性关节炎，指出那是一种特殊的顽固性痹证。但他没有提到痛风、痛风性关节炎这些名词。

　　当时，人们对于痛风及痛风性关节炎是没有概念的。虽说只有骨骼里有尿酸的针形结晶沉积，才是痛风的可靠病征，可是我们为什么知道查理五世是患有痛风？前面不是说过人们到了18世纪才知道关节炎是和尿酸有关，而查理五世是16世纪的人？答案是：科学家们曾将他存留的一截小手指骨进行了实验室试验。分析结果，发现这截小手指骨有尿酸晶体存在。

　　在章恺编著的《正说元朝十五帝》一书有一段记载。元朝的第五位皇帝元世祖忽必烈（1215—1294）是痛风病患者。他丧妻丧子后，深受打击，于是"寻求安慰，他转向酒和食物。过度饮酒，使他的健康成为问题……过于肥胖和痛风折磨……在宫中去世。"正史也有记载："忽必烈素有足疾（猜想是大脚趾的跖趾痛风性关节炎），晚年体弱多病，相臣常不得入见。"可惜我们没有听过有谁用科技方法检查元世祖骨头里是否含

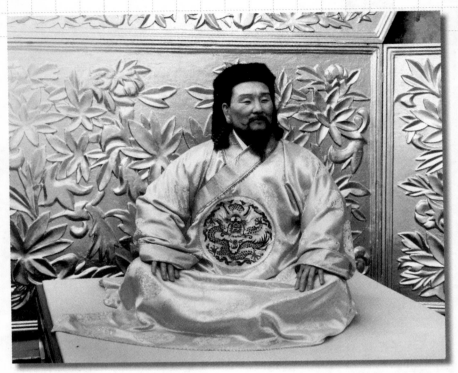

元世祖忽必烈

微图提供照片◎刘兆明 摄

有尿酸晶体，从而证实他患有痛风症！

无论如何，现代人应该要对尿酸和痛风有认识，尤其是近年来痛风的发病率逐年增加，甚至有年轻化的趋势。以前亚洲人患痛风之事少有所闻。究其原因，是因为亚洲人的食粮是以含少量嘌呤的米饭蔬菜为主。由于饮食习惯的改变，现在人吃含有蛋白质类的食品如动物内脏、贝壳海鲜类倍增。这些食物含有尿酸的前体物质——嘌呤，使血尿酸增加。痛风已经继糖尿病成为现代社会一种流行疾病。

痛风最常见的症状是大脚趾突然间关节剧痛发作，有时连脚踝、膝头、手腕、肘关节等处也有疼痛。症状会持续 7~10 天之久，就算不去医治，疼痛也会逐渐消失，关节功能恢复正常。但是后来很可能复发，这样反复发作的痛风，会使关节受到永久损害，最终导致关节畸形，而痛风也会恶化。

治疗痛风的目的，不但在于用药物缓解急性关节炎疼痛以及预防复发，而且还要降低高血尿酸，防止尿酸盐沉积在肾脏、关节等，引起并发症。

除此之外，还得注意：培养良好饮食习惯（如低嘌呤、低脂肪饮食），摄入充足水分，戒除烟酒；养成好的生活习惯，定时运动。此外还要定期检查身体，预防、提早发觉和治疗糖尿病、肥胖、高血压、高血脂等。

美国爱因斯坦医学院的内科主任哈定教授（John Hardin）在 2002 年说过："痛风是 90% 的基因遗传，10% 因生活方式造成的疾病。它不像天花那样可以消灭。直到我们能够控制基因的那一天，痛风一直会和我们在一起。"可惜的是，目前公众对痛风的认识不深，因此保健教育很有必要。

被逐出皇宫的
废太子朱见深，众叛亲离，
无人理睬，受人冷落。
他悲惨的童年生活，
一直由年龄比他大17岁
的宫女万贞儿陪伴和服侍
（其实是保护）。

皇家有病知多少

皇帝的母子情结
——明宪宗与万贵妃

这里不谈临床医学，来谈谈心理学的课题。

在精神病学或心理学上有一种精神"病"的倾向，叫做恋母情结（Oedipus Complex）。它是指男孩子有一种依恋、爱恋母亲的心理倾向。男孩子在心理上以及行为方面会听从和依恋妈妈，好像长不大似的。一般正常情形下，男孩在长大后，就会抑制恋母情结，认同和自己同性别的父亲。

恋母情结这个名词是奥地利精神病学家弗洛伊德（1856—1939）根据希腊神话故事主角俄狄浦斯（Oedipus）的名字所创。据说俄狄浦斯娶了另一国家的新寡王后伊俄卡斯特（Jocasta）为妻，生下2男2女。事后他才知道这女人原来是他的生母！他懊悔不已，把自己的眼睛挖出，自

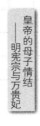
我流放，生母也羞愤自尽。事实上，他并没有恋母情结。

这个神话也有点像佛教故事《莲花色尼》的前生七种恶报。其中有和女儿一起嫁给了自己的儿子的乱伦故事！（参阅钱文忠著《玄奘西游记》第17讲，上海书局出版社2007年）

弗洛伊德所创"恋母情结"这名词，给人的印象是母子二人发生乱伦行为。个人认为使用这个名词会误导别人。有人解释这种恋母情结其实是一种情绪和行为，源自男性自小缺乏母爱，成年后内心仍怀有对母性关爱的强烈需求和极度依恋。虽然他仍然会疯狂追求很多异性，但这并非出自真正的爱恋，而只不过是出于对母性的渴望。在得到异性后，他很快对她失去兴趣，始乱终弃，他对于异性的追求还是不会停止。不过他内心深处真爱的人，却是自己的母亲或是记忆中、印象中一个与母亲最相似的女性。

恋母情结中的对象不是单指生物学意义上有DNA血缘关系的亲生母亲，而是心理上的母亲——对象是那些年龄较长，有母性形象或行为表现的人。有恋母情结的典型男性，由于心理上过于依附母亲，会显得懦弱、无主见和自主意识，缺乏进取精神。也许他害怕失去这种"母爱"，所以时刻看着母亲的脸色做事，渴望母亲呵护。

所以，恋母情结应该属于一种心理上、感情上的"母子"情结，而不是带有性欲的"畸形、乱伦"行为。

一般人的世俗眼光，往往把有年龄差距、女大于男的婚姻结合，冠以母子恋、姐弟恋的称号，似乎个个年轻丈夫在心理上都有着爱依附年长女性的个性，认为这样的夫妇不相配，是"极不寻常"的结合。问题就出在：人往往喜欢把自己观念的尺码认定为标准，加诸在别人身上。其实年龄差距悬殊的男女二人是否真有如世俗人所说的那种情结，旁人很难说得准，恐怕只有当事人才知道。难道真挚的"忘年"爱情是不能存在的吗？

中国历史上也出现过有这种母子情结倾向的皇帝。明朝就出过两位这样的皇帝——宪宗朱见深（1447—1487）与万贵妃；熹宗朱由校（1605—1627）与乳母客氏。清朝也有光绪皇帝和慈禧太后。他们之间都有着复杂的"母子亲情"关系。其实，他们的故事可以用来作为心理学或精神病学甚至社会学的个案研究。

这里分别谈谈万贵妃、乳母客氏和慈禧太后的故事。历史上对于这三位女性的评论是负面的。我们不妨客观比较一下这三人的感情生活，分析她们各自与皇帝之间的母子情结究竟是否有所差别。

要谈明朝第8位皇帝宪宗朱见深与万贵妃的情结，得先从历史上的土木堡战役（1449）说起。朱见深的父亲是当时的皇帝英宗朱祁镇（1427—1464）。英宗御驾亲征，迎战来犯国土的蒙古军，不幸在土木堡战败，被敌人俘虏。国不可一日无君，于是他的同父异母弟弟朱祁钰（1428—1457）临危受命，当上皇帝，是为景泰帝代宗。代宗在位时不但无意让位，还废去才5岁的侄儿朱见深的太子地位，让自己的儿子朱见济取而代之，为儿子日后承继皇位铺路。朱见深后来更被贬为沂王，迁出皇宫，一直到父亲英宗被蒙古人送还明朝，发动政变，重登帝位。

朱见深的祖母孙太后也看得出这位叔叔的动机。她深知宫廷内的争斗，危机四伏，恐怕这个才两岁无知的嫡孙会遭遇毒手，于是派了19岁

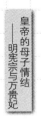
的万宫女做他的"保姆兼保镖"。

根据史料,万贵妃小名贞儿,本来是孙太后宫中的一名宫女,四岁时就被选入宫中。她从小就在宫中生活和成长,不过没有记录她是否有读过书,受过教育。万贞儿是在长大后才被选往东宫服侍朱见深。

我们有理由相信万贞儿的前半生,是个单纯、纯良、忠心、勤奋,有责任感,值得信任,能委以重任的心腹,否则孙太后不会把孙儿朱见深这个宝贝皇太子托付给这名宫女。

被逐出皇宫的废太子朱见深,众叛亲离,无人理睬,受人冷落。他悲惨的童年生活,一直由这个年龄比他大 17 岁的宫女陪伴和服侍(其实是保护)。在朝不保夕的艰苦孤独的日子里,二人相依为命,患难与共。这宫女一直在身边守护着他,难以分离。对朱见深来说,万宫女已成为他的母亲、阿姨、姐姐、友伴,可依靠信赖的人,也是他的精神支柱。两人建立了深厚的、刻骨铭心的情结。

在 5 年后,一场成功的"夺门之变",英宗重登帝位,朱见深才得以搬回东宫,恢复太子地位,那时候他已经 10 岁了。

以后的事态发展,单纯善良的万宫女竟然摇身一变,成为面目狰狞的恶毒妇人,则是人们始料不及了。

很可惜，万贵妃前半生种种善行，只因后半生的劣迹昭彰而被彻底一笔勾销，还落得个众人唾骂的下场。

皇家有病知多少

再谈万贵妃

上文说到明朝第 8 位皇帝宪宗朱见深，曾在宫外过了 5 年废太子的艰苦放逐生活。后来的一场"夺门之变"，他父亲英宗重登帝位，朱见深才搬回东宫，恢复太子地位，那时候他已经 10 岁了。

在接下来的日子里，情况产生了很大的变化。朱见深的身体开始有了生理变化，进入青少年期。他对着万贞儿这朝夕相处的女子，也产生了微妙的感情，有了不寻常的亲密关系。

1464 年，18 岁的朱见深因父王英宗病逝，继承了皇位，是为成化帝宪宗。

朱见深登位后一年多（1466），万宫女为他生下一个儿子，跟着受封为贵妃。可惜孩子在第二年就夭折了。美人迟暮的万贵妃估计是接近更年期，此后也难以怀孕。尽管如此，朱见深仍然对万贵妃宠爱有加。

后半生的万贵妃，相信是遭受丧子之沉重打击，性情大变，出现心理变态，俨然变成另外一个人。她已经不再是纯洁善良、忠心耿耿的万贞儿。惧怕失去至爱的人，加上强烈的占有欲，使得万贵妃残酷冷血，不择手段，买通太监给怀孕的妃嫔灌药，导致"饮药伤坠者无数"。她要摧毁所有怀了皇上龙种的女人。这种动机，是出于嫉妒和怨恨的心理。自己的亲生儿子死了，她也不愿意见到别的女人为皇上生孩子，害怕皇上因而移情别恋。她行为卑劣，自私恶毒，令人不齿。不过，个人不认同《明史》所云她怀有"母以子贵"的梦想的说法。其实，一个女人要为自己心爱的人生孩子是很正常的心理，我不相信她怀孕的目的是为了自己的权利及权力。

　　万贵妃对朝政没有多大的兴趣，没有积极参与和干预。明朝历代皇帝，都有宦官、阉臣（太监）当道，宪宗朝也不例外。这些人懂得攀附、利用万贵妃的地位，狐假虎威，搅乱朝政。但万贵妃只是有兴趣占住心爱的人，造成她在宫内霸道。万宫女从小在宫廷里长大，推想是个教育水平不高，没有远见，不会深谋，缺乏智慧，处事手法不高明的女子。说她是个懂得使用媚术或工于心计、有野心的女人，个人并不认同。

　　《明史》记载，"帝每游幸，（万）妃戎服为前驱"，有人认为这种打扮给朱见深一种新鲜感，是万氏得宠的关键。其实，她从小一直义无反顾地护卫着她的主人，以这样的穿着打扮，执行"保镖"侍卫工作，是不足为奇的。又何须说她刻意给主人以新鲜感来争宠呢？

　　对于这两人的结合，后人多以世俗的眼光以及封建思想准则来看待，认为17年的年龄差距是"极不寻常"，不相配、不可能的畸形、不伦之恋。他们亦认为："妇人以纤柔为主，万氏身体肥胖，与纤弱相反，而获异眷"，如果她不是"心机甚重"，那怎可能获得皇上的宠爱？更令人捉摸不透、觉得稀罕的事，是皇帝空有年轻貌美的皇后与众多妃嫔，而他所钟爱的人，却是这个年纪比他大 17 岁的万贵妃！因而字里行间充满蔑视。但为什么不细心想想，就是那段患难与共、相濡以沫的日子里，奠定了这两人的相爱基础？

台湾文史家庄练（苏同炳）所著《中国历史上最具特色的皇帝》一书里（百花文艺出版社 2008 年），说朱见深是在十多岁时，被万氏这个花信年华成熟女性"引诱"破身，失去童贞。这说法我同样不敢苟同。为什么不是在两情相悦的情形下以身相许的结果？对于这个飞上枝头做凤凰的小女子，人们只有批评、蔑视，质疑他们是否真诚相爱。

对这些有势利思想的人，我是不以为然的。真正的爱情，不会把贫富贵贱、门户出身、美丑肥瘦、年龄差距、学历信仰、肤色种族等等视为结合的障碍，重要的是两人是否真心相爱，其他的都不算是问题。

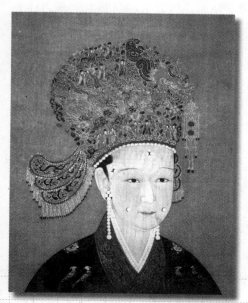

明朝沈德符的《野获编》，记载了 58 岁的万贵妃："挞一宫婢，怒极气咽，痰涌不复苏……暴亡。"（1487 年）相信她是长期患有高血压，在盛怒之下，引发

万贵妃

急性心脏病爆发，心脏衰竭，引起急性肺水肿（痰涌）而猝死。

宪宗深受打击，辍朝七天，伤心欲绝，感叹说："万侍长去了，我亦将去矣！"把她厚葬在十三陵区内，接近定陵（万历帝陵寝）两公里的地方，而不是在西郊妃嫔的葬地，可见对万妃宠爱之深。这两人有着很复杂的情结，是母子？姐弟？友伴？不过，真挚的爱情肯定是存在的。

对于这个忠心护主的卑微宫女，应如何为她盖棺定论呢？有人认为："她不是十恶不赦的坏人"，"卑劣、残忍、恶毒不是她的本性"，"只是嫉妒彻底毁灭了她的一生，使她失去理智，令她专横跋扈，不顾一切，毫无顾忌报复、攻击威胁到她的人，掀起宫廷斗争。对她来说，为了照顾落难皇子，她付出了许多。她所接触到的朱见深也许是她生命中第一个及唯一的男人。38年来，她一直无怨无悔陪伴着这个男人。爱有如眼里容不下一粒沙，占有欲，嫉妒心，自私心，自卑感，缺乏自信，缺乏安全感，害怕失去……她把朱见深当作是属于她的，是她生命中不可缺的人，她不能容忍任何人把他抢走……她害怕失去爱，也害怕皇上移情别恋。为了她的爱情，她必须付出代价。"

很可惜，万贵妃前半生种种善行，只因后半生的劣迹昭彰而被一笔勾销，还落得个众人唾骂的下场，连《明史》也对她没有好评。

正如英国文豪莎士比亚说："人所为之恶，死后犹存；所为之善，与人俱亡。"（The evil that men do lives after them; the good is oft interred with their bones. Julius Caesar, Act 3：2.）

明宪宗为什么能够
纵容、容忍甚至宽恕
这个毒如蛇蝎的妃子的行为？
这就要重温他们
两人的过去。

皇家有病
知多少

明宪宗的爱情

　　说到明宪宗朱见深，史学家对他的定论还是正面的。《明史》说他"恢恢然有人君之度"。他性格安静、谨慎、宽和、仁厚，信任大臣。个人亦认为他还存有感恩之心、不记仇恨、重情重义、忠于感情。

　　这样的一个人，被台湾文史家庄练（苏同炳）在他的《中国历史上最具特色的皇帝》一书的《明宪宗有妃武勇》一章，列入"最惧内的皇帝"荣誉榜，说他是历史上最怕老婆的皇帝之一。不但如此，还再三强调他怕老婆是因为他性无能，甚至把万贵妃的很多罪行归咎于他。

　　庄练认为，宪宗朱见深因为在十多岁时初试云雨，和万氏有了肉体关系，"发育时期经不起过度斲伤，以至这个少年未曾发育完成，便出现性机能衰退或性神经衰弱等未老先衰的症候，然后更因男性的性能力的低落而对对方产生歉疚之感，久而久之，便造成了对方在精神上的优越

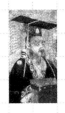

感，自然而然对之发生畏惧之心。"庄练更认为："有如天下一般性无能丈夫，对妻子因歉疚而生畏惧的情形一样，使得皇帝也变成怕老婆的丈夫。"这一番推论与逻辑，说服力未免不足。将怕老婆的人归咎于性无能，又认定性无能的人都会怕老婆，那真是一竹竿打翻一船人！如果这成为定律的话，恐怕天下男人都会齐声抗议，同声一哭！

庄练提出，宪宗朱见深即位后有11年只生下3个儿子，接下来6年就没有生孩子。庄练对皇帝后来会有5个皇子先后诞生作出假设，认为皇帝的生殖能力能够如此"进步"，与从事炼丹和神仙之术的方士李孜省所进贡的方术有直接关系。其实根据历史记载，宪宗朱见深一生共有14子5女。说他的生殖能力是吃了这些药物才恢复过来，未免不足为信。相信这些都是催情药（也许是一种安慰剂），可激发性欲，但和生殖能力、制造精虫毫无关系。

这里我们得先认清性无能或勃起功能障碍与生殖或生育力的关系。这是两码子的事。性无能不是不育的主要原因。不育是指男性，哪怕是有正常性能力的男性，没有能力使一个正常健康的女性受孕，不能传宗接代。性无能的男人是能够使女人受孕的。性无能指的是不举或阳痿，是很多男性在生命中偶然有过的经验。大约有10%~20%的性无能是由于心理上的因素，如心理压力（担心自己不能振

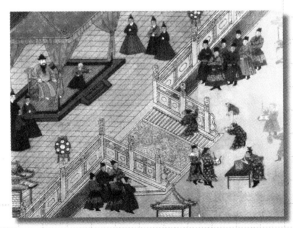

明代宫廷画：明宪宗元宵行乐图

奋，做一个雄赳赳气昂昂的男子汉大丈夫），心情恶劣，焦虑，忧郁甚至人际关系出问题，以及压抑性欲感，性忌讳（Taboo）等等。虽然精神病学家弗洛伊德认为，很多男性性问题是出自心理的精神状态；但其实有80%~90% 左右是官能问题，如慢性病——肾脏病、肝脏病、糖尿病（半数患者）、动脉硬化，酗酒，吸烟（影响到生殖器的血流供应），药物（某些血压、抗忧郁药、毒品），脊髓、脑部或神经受损（如放射治疗副作用），荷尔蒙如睾丸素下降，帕金森病，中风、半身不遂，骨盆腔手术如膀胱、前列腺手术等等。

其实与其一味大谈宪宗朱见深怕老婆是性无能，何不把焦点转向宪宗朱见深善良的一面，例如他的性格、品德等，他为什么能够纵容、容忍甚至宽恕这个毒如蛇蝎的妃子的行为？这就要重温他们两人的过去。朱见深幼年时被逐出东宫，在外头孤独地过着悲惨甚至杀机重重的日子，感觉到随时随地会丧命的恐惧。幸亏有万宫女一直在身边守护着他，不离不弃，患难与共，给予他安全感，温暖他的心。这些经历，令他刻骨铭心。无可否认，他是真正喜欢这个比自己大十七岁的宫女。他心存感恩，也许他难以忘怀过去她曾经为他所作出的牺牲以及付出。所以终其一生，感情上他没有移情别恋，和这个女子，只有 100% 的恩爱。像他这样重情重义、忠于"感情"者，世界上又能有多少？

尽管大臣们因为皇上还没有后嗣而焦急，上疏请皇帝"溥恩泽"，恳求皇帝多宠幸宫中其他的嫔妃，多生几个龙子，可是他仍然专宠万贵妃。

宪宗的感情观是专一，忠于伴侣，重夫妻情分。明人笔记曾记载一件事：都督同知马良从小就陪侍宪宗，甚得他的宠信。但当他得知马良

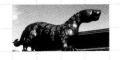

丧妻不久就续弦，认为马良"夫妇之情，何其薄也？"便疏远了马良。

其实我们不应只是依据宪宗处理万贵妃事件而责备他软弱无能、自卑，更应该看到他的大度、仁慈、敦厚、包容的个性。他登位后不久，一名叫黎淳的官员，上奏要求追查当年被景泰帝废太子放逐的事。他竟然批答："景泰事已往，朕不介意"。连在册立皇后时有过舞弊嫌疑和欺君之罪的太监牛玉，也被从轻发落，发配去明孝陵种菜。

宪宗还是一个注重孩子教育的父亲。所以他的继承人孝宗很小就"出阁讲学"（皇太子接受正规教育），集天下英才教之，严厉督促他的学习，使他得到很好的教养。

万贵妃犯了那么多的过错（也不知他是否知情或过后知晓），宪宗还能对她容忍，所以史书说宪宗是性格懦弱。但我更相信是出于对她的敬畏与深爱，或是既往不咎宽恕她，而不是如上面所说，是因为他性无能，自卑而怕老婆所致。

依赖成性的熹宗，
对乳娘牵肠挂肚，难以舍离，
思念成疾……

皇家有病知多少

皇帝的母子情结
——明熹宗与乳母客氏

这里要说的是明熹宗（1605—1627）与其乳母客氏的母子情结。

乳母就是奶妈，客氏姓客名印月，也叫客巴巴。历史上称她为乳母客氏。她年幼时嫁入侯家为人妻，18 岁就做了妈妈。明熹宗朱由校一出生后，就是被这个选入皇宫做奶妈的客氏来喂养。有奶便是娘，朱由校是吃她的乳汁长大。对朱由校来说，她有哺养之恩，乳母就如他亲生母亲，两人的年龄差距在 18 年左右。在心理上，朱由校从小就依附她，甚至敬畏她如母。本来，按照那时皇室的规定，皇子在断奶（5~6 岁）之后，乳母也必须离开宫廷。但自幼跟着这奶妈长大的朱由校，对客氏产生了浓厚的依恋情结，对她十分依赖，不肯让她离开自己。

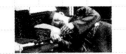

不过客氏也和宫内的一名太监魏朝有私情，后来又"移情别恋"，喜欢上太监魏忠贤。《明史·宦官列传·魏忠贤》记载："乳媪曰客氏，素私侍朝……及忠贤入，又通焉。客氏遂薄朝而爱忠贤，两人深相结。"后来两人更设计把魏朝干掉。

朱由校长大后，客氏"为老不尊"，教导他淫乐，喂他禁果。血气方刚的皇上被她引诱，关系的确不寻常。客氏周旋在几个男人间，所以史料记载客氏淫乱是有根据的。

《明史》有记载："帝大婚，御史毕佐周、刘兰请遣客氏出外，大学士刘一燝亦言之。帝恋恋不忍舍，曰：皇后幼，赖媪保护……"意思是说：熹宗到了十七岁（1622 年）大婚，还册封了皇后，朝中大臣提醒皇上应该把客氏遣出宫外，但是熹宗借口皇后还年幼，需要乳母保护来搪塞，挽留客氏留在宫内，这样他才能够常常接近乳母。难怪有人推测皇帝大婚之前，他们已有更深一层的关系。不但如此，朱由校对客氏恩宠有加，当上皇帝后 10 天，就封她为奉圣夫人。

客氏在皇上大婚后还赖在内宫不走，引起了朝中大臣的强烈不满，集体向皇上表态抗议。熹宗不得不下旨将客氏遣出皇宫。可是过了不久，依赖成性的熹宗，对乳娘牵肠挂肚，难以舍离，思念成疾，他不顾众人反对又将客氏接回皇宫。

这事有记载在《明史》里，道出了熹宗的依恋心理："若失魂魄，不食者数日"。他对臣下们说："朕思客氏朝夕勤侍朕躬，未离左右，自出宫去，午膳至晚通未进用。暮夜至晓臆泣，痛心不止，安歇勿宁，朕头晕恍惚。以后还着时常进内奉侍，宽慰朕怀。"

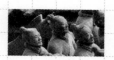

　　得势的客氏，嚣张狠毒，加上熹宗对她纵容，容忍她的所为，便着手在宫内排除异己。只要宫中有妃子冒犯她，就会换来悲惨的下场。客氏更容不下其他妃子怀胎。她害怕皇后、妃子如果替熹宗生下皇子，就会母凭子贵，从而获得熹宗的恩宠，那时自己就会失宠于皇上。于是客氏设法残害有了孕的妃子，好多未来皇子在胎中已遭她的毒手，连怀了孕的皇后也遭殃。客氏多行不义，恶有恶报。不久，22岁的熹宗先行龙御归天，客氏也没有理由留下，被勒令迁出宫廷。后来她被逮捕，解押到宫中处罚宫女的浣衣局，严刑审讯，活活笞死，印证了因果报应的天理。

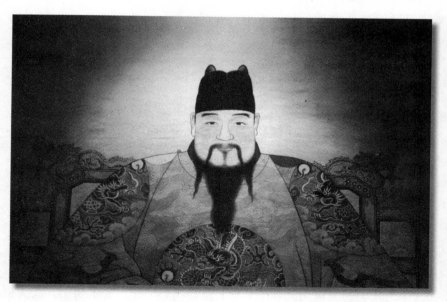

明宪宗朱见深

微图提供照片 ◎晓舟 摄

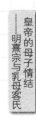
　　熹宗和乳母客氏的母子情结，也是心理学上很好的个案研究和专业论文题材，探讨他们是否只是纯粹的母子情结那么简单。

　　熹宗与乳母客氏之间是怎样的母子情结？我们不妨拿前面讲过的明宪宗与万贵妃之间的母子情结来相比，我觉得熹宗与乳母客氏之间欠缺纯真的情爱成分。熹宗对客氏的依恋成分是明显的，但客氏呢？

　　历史上很多人总爱将万贵妃和客氏两人摆在一起唾骂，说她们是心狠手辣、遗臭万年的恶毒女人。古代是以男性为中心的社会，对女人有严格的道德要求，相信恶批她们的人以男性居多。我们真的很想知道，是否有记载有女性站在她们那边，以女性角度和立场去评审她们。

　　将万贵妃与客氏的出身、背景和性格来比较，万贵妃4岁入宫，在皇宫里长大，19岁时被指派服侍两岁的太子（后来的明宪宗）。凡是宫廷内的宫女，按规定不得外出，且不能嫁人，所以万氏是小姑独处。至于客氏，则是在18岁生下儿子后，以奶妈身份进宫哺喂太子（后来的明熹宗）。

　　朱见深从小被逼迁出宫外，过着无人理睬、孤单寂寞的生活，只有纯真的宫女万氏陪伴他，患难与共。在朝夕相对的二人世界里，感情更深。长大了的朱见深，不但对万氏存有感恩之心，亦产生男女间的爱恋，动了真情，年龄差距阻挡不了两人的爱情，相信这是两人的初恋。

　　至于客氏，她对熹宗是否有真的恋情，值得怀疑。客氏周旋在几个男人间，何来纯情？相信有的只是肉欲关系。后来客氏更勾结魏忠贤，从宫外引进十几名"义女"供熹宗临幸，难道她如此大度包容？实际上她是另有目的，要借此和太监魏忠贤培植势力，从而巩固在宫内的大权。

相信她喜欢的是魏忠贤，一次他俩在欢饮时，朱由校在树上跌下，"衣裳破裂，面部出血，客氏却无动于衷，依旧和魏忠贤嬉谈笑谑"，根本不把朱由校放在眼里。

人是会变的。得势后的万贵妃和乳母客氏都露出狰狞面目，变得邪恶，作恶多端，使无数无辜受害。万贵妃为了她的爱情，为了拥有，就下毒手铲除和皇帝亲近的"对手"。在今天，有这样心态的女人，谋杀情敌这类案件，还可在报章上读到。例如1971年舞女咪咪黄为了得到日本情郎，谋杀他的妻子，被判死刑。而客氏之所以要排斥其他妃嫔，除了害怕失宠，也许还因为要显露她的霸气？

比较熹宗与乳母客氏的母子情结，和宪宗与万贵妃之间的纯洁感情，可见宪宗对万贵妃一往情深，至死不渝，而前者则是相形见绌了。

每当慈禧发怒，
光绪就会"战傈不能发语"
"长跪不起"。他连选择
自己的皇后都得由
慈禧决定……

皇帝的母子情结
——光绪与慈禧太后

上次讲过明朝宪宗朱见深和熹宗朱由校这两位皇帝的恋母情结。这里要谈谈清朝光绪皇帝和慈禧太后的复杂"母子亲情"关系。

光绪皇帝的母亲是慈禧太后的亲妹妹，所以慈禧就是光绪的姨妈。慈禧生于 1835 年，比生于 1871 年的光绪皇帝大了 36 岁。有异于明宪宗和万贵妃、明熹宗和乳母客氏，光绪和慈禧两人之间却存在更复杂的"母子亲情"关系。相信由于这种关系，以致日后演出了一出宫廷悲剧。

慈禧曾为了亲生儿子同治帝（1856—1874）之死伤心欲绝，泣不成声。她还不到三十就丧夫，不到四十又丧子，寡母死儿子，可说是悲惨苦命！不过这坚强的女人，能够化悲哀为力量，支撑大局，主持御前会

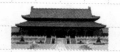

议，确定嗣统，一改清朝遵从辈分的惯例，不从下一辈皇族子弟挑选，而是从同辈的皇亲中选出继承大统的人。清朝历史亦由此而改写。历史学家认为，慈禧所以选中了当时还是 3 岁小童的光绪继承既是堂兄又是表哥的同治皇帝的帝位，主要是基于政治上的因素。

起初，慈禧这位姨妈对光绪的感情不深，而一段亲子之情随着 3 岁的光绪被接入皇宫，离开自己亲生母亲后才开始。光绪得到慈禧无微不至的照顾，补偿了他失去的母爱。而慈禧也在失去爱子之余，能够有一个稚童在她身边，流露真挚的童真，填补她的空虚的感情世界。她失去爱子同治，遂将她的母爱转移在侄儿兼外甥光绪身上，俨然把他当作是自己的亲儿子，还让他称呼自己为"亲爸爸"！

光绪的幼年时光应该是美好的。除了得到呵护、悉心照料之外，慈禧还很注重他的教育。她召来状元翁同龢、夏同善等人教导光绪读书写字。翁同龢思想开明，接触过不少西方人士，了解很多外面世界的情况，对光绪有很大影响。教育的熏陶也使光绪明白为君之道，养成了忧国忧民的思想与性格。

光绪度过了十多年美好时光，在 16 岁时开始亲政。当时清朝正处于内忧外患、列强侵略的时期，光绪也踏上了阴暗的政治历程，掀开了悲剧的序幕。

很不幸的，大清帝国主义竟然落入一个只懂得耍弄权柄、不了解亦不知道外面的世界正在翻天覆地的改变的女流手中。很不幸的，国家的命运竟然操纵在一个既不懂得外交也不懂得国防，毫无治国经验的无知妇人的手中。

由于光绪从小到大都生活在一个处处被"严父"般的慈禧管教的环境下，无形中培养出懦弱、胆怯、毫无主见，只知孝顺服从，看别人脸色行事的性格，对慈禧有了一种心理上的畏惧，所以，每当慈禧发怒，光绪就会"战慄不能发语""长跪不起"。他连选择自己的皇后都得由慈禧决定，后来更是亲政大权被剥夺，支持维新兴国的政策被推翻，落得个被慈禧囚禁瀛台十年的下场。历史上，光绪的确是一个悲剧人物。

由于光绪有了这种母子情结，他的心理上就依附着有母亲形象的慈禧，表现出懦弱、无主见和不敢做决定的性格。这种情结丝毫没有肉欲成分。可怜一国之君，处处受控于慈禧，有这样的性格，落得这样地步，如何号令天下，经世济民？难怪后人批评他是奴才皇帝、傀儡皇帝。

当然，亦有人认为，上述贬低光绪的评价，对他有欠公允。其实，光绪深知国家遭受列强欺凌，处于水深火热的困境。他知道要励精图治，扭转乾坤，非要变法图强，挽救国家不可。他在亲政后的翌年1888年，就谕旨慈禧退隐万寿山"怡情

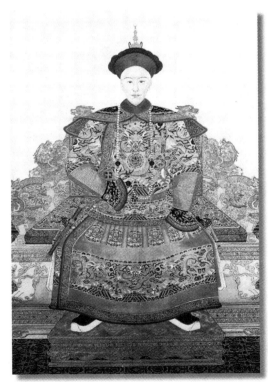

光绪皇帝　　　　　　　　　　微图提供照片◎红圈头 摄

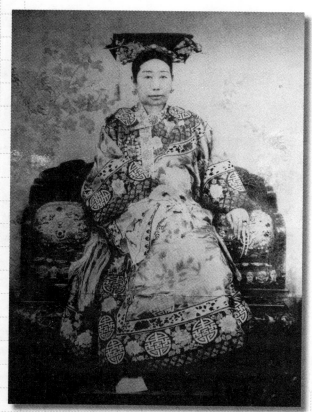

养性", 要她靠边站! 可是一向唯我独尊的慈禧, 肯定感到受辱, 受轻蔑, 哪里肯罢休, 让光绪摆脱她的控制?

　　1894 年的甲午战争, 光绪力主抗战, 抵御日本, 慈禧则主求和, 不愿闹大。光绪甚至停止修建颐和园工程, 筹备军费, 这激怒了慈禧, 是两人间冲突的开端。

　　后来光绪发布变法诏书, 表现出他的独立自主、无比勇气的精神。他敢起用人才, 进行维新变法。甚至说过: "太后若不给我事权, 我愿退让此位, 不甘做亡国之君", 也说明了他以国家为重, 置个人荣誉于度外。

　　可惜 1898 年的戊戌维新, 遭受一向唯我独尊、容不得维新人士推行变法, 认为是夺取她的权力的慈禧反攻。可笑的是政变宣告失败后, 光绪被押面见慈禧, 竟然被令下跪。家有家规, 国有国法。霸道的慈禧却不管家与国之别, 竟以祖宗的家法惩治一国之尊, 还禁锢光绪于瀛台, 长达十年。

　　分析光绪与慈禧的母子亲情, 两人之所以会演

慈禧太后

微图提供照片 ◎梁志平 摄

变成反目成仇，是因为慈禧没有了解到这从 3 岁就跟着她的光绪已经成长了，成为一个有思想有血性、忧国忧民的君主，再也不是个唯命是从的小辈。也许她也自怨亲生儿子同治帝早死，让他人坐上龙椅，心理已经极不平衡，加上光绪要争取自己的个性独立，她不免觉得一手扶持的侄儿要造反，不再听命于她，生出愤恨和"顺我者昌，逆我者亡"的心理。可惜光绪还保留着恋母情结的那种敬畏恐惧心理，显出懦弱和缺乏自主意识，决心不足，意志不坚定，导致变法一败涂地，还让很多人赔上了性命！

这让我想起 17 世纪英国剧作家威廉·康格里夫（William Congreve，1670—1729）的名句：

Heaven has no rage, like love to hatred turned,
Nor hell a fury, like a woman scorned.

试翻译为：
当由爱生恨时，它比天堂的愤怒还要凶猛。
当女人受到轻蔑时，满腔的怒火还比地狱之火更为炽烈。

用这名句来形容慈禧的意识形态，相信是再恰当不过的。

我也怀疑，张居正
有病多时，难道还有心情去
吃催情药，寻欢作乐？

皇家有病
知多少

张居正死于纵欲过度？

近代思想家、文学家、学者梁启超先生（1873—1929）曾点评："明代有种种特点，政治家只有一张居正！"要知道明朝（1368—1644）长达276年，能人辈出，名臣、首辅多达一百六十多人。但是在梁启超心中，政治家却只有一个张居正（1525—1582）。他到底有什么过人的地方，能让梁启超如此称颂？

明朝出了好几位多年不上朝，不理朝政的皇帝，出了名的有嘉靖皇帝朱厚熜（1507—1566）和他的孙子万历皇帝朱翊钧（1563—1620）。可是明朝依然可以继续统治276年，才被清朝取代。明朝有如一个无人驾驭的王朝，但因为有了能治国的大臣和首辅等官员在把持朝政，这些皇帝就抱着"你办事，我放心"和无为而治的态度，安心让日子天天如是过。说起来，万历皇帝还在万历十五年（1587）的殿试中出过考题"无为而治"！

在万历王朝，就出了一位张居正，也就是梁启超先生所点名的政治家。张居正出身寒微，天资聪敏，勤奋好学，有很大抱负，充满理想和信念，一心投效国家。张居正也是万历的老师，孜孜不倦地教导还未成年、当时还是太子的朱翊钧。张居正对这未来皇帝寄予厚望，想要使他成为千古明君，实在用心良苦。朱翊钧也对张居正毕恭毕敬，尊称他"先生"。张居正当了十年的首辅，辅助十岁登基的万历帝处理朝政。他虽然不是皇帝，但实际上却是有实无名的君王。张居正肩负国家重任，勤奋工作，"以天下为己任，不畏讥弹，敢于担当"，"苟利社稷，生死以之"。万历朝的大儒李贽称张居正为"宰相之杰"；清代人说："明只一相，张居正是也。"

在张居正担任首辅的十年期间，明朝正处于多事之秋，内忧外患，整个封建制度开始走向没落。是他推行万历新政，实行政治整顿和改革，使经济得以恢复。他力图振兴颓势，使衰败的明王朝一度恢复生机，出现短暂的中兴，所以有人称他为"救时宰相"。

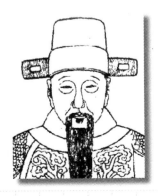

张居正也是个有争议的人物，史学家对他的评介毁誉参半，褒贬不一，可谓"伟大与渺小、无情与重义、拒贿与好谄集他一身"。他徇私，善于权谋，独断专行，待人不善，搞两面派，陷害他人，表里不一，生活奢侈……虽然说盖棺论定，但是后世的历史学者，仍然还要对他的功过重新审视，重新定位。

张居正

皇家有病知多少

最令人惋惜的是，张居正死后不到两年，就被人弹劾。时年 21 岁的万历帝竟然立即剥夺他在张居正死前九天所封赐的"太师"荣誉，撤销"文忠"谥号，而且更进一步抄了他的家。可怜被困在张府内的老弱妇孺十余人口，活活饿死在府内。张居正的长子张敬修也含恨自缢身亡，次子张嗣修被流放。万历帝对待一手扶持自己的恩师，竟然忘恩负义，恩将仇报！这种失去理性的行为，有人认为是万历帝因为长久处于张居正的严厉管教约束之下，以及感觉到威权震主，出于一种反叛心理而作出的变态的发泄。张居正居功至伟，万历帝是很清楚的，而且也表达过感恩报恩之情。《明神宗实录》有记录万历所说："先生大功，朕说不尽，只看顾先生的子孙……"后来万历这样毫无情义的行为，也是历史上认为匪夷所思的事。

不过，公道自在人心，人还是有良知的。接下来发生的事情，相信也是史无前例。家破人亡的张居正，竟然使得当年要推倒他的反对派，抛开恩怨，义无反顾为他鸣冤。曾被张居正打压、贬职、罢官的人如赵锦，翰林院侍讲学士于慎行上书为他求情。因得罪张居正而引退的工部右侍郎陆光祖，复官后出任吏部侍郎，因为维护张居正又再被降职。因政见不同

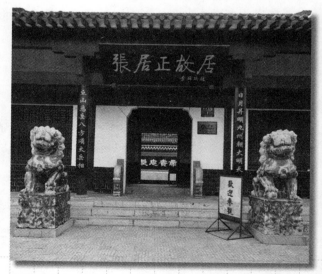

张居正故居

微图提供照片◎阎建华 摄

被张居正处以廷杖八十，打到残废的都御史邹元标，拖着一条瘸腿为昭雪张居正而奔走呼号，不念旧恶，称赞张居正"功在社稷，过在身家"。

所幸，张居正死后还不到四十年，耻辱得以昭雪。崇祯年间，张居正获得全面平反，恢复谥号，子孙亦获袭职。而且张居正的故居被改为"张文忠公祠"，让后人瞻仰。《明史》盛赞张居正为政期间"海内殷阜，纪纲法度莫不修明。功在社稷，日久论定，人益追思……"相信张居正泉下有知，亦可瞑目了。

张居正的死因

有关张居正的死，正史的记载是相当简单的。《神宗本纪》只用了一个"卒"字。而《张居正传》则说："亡何，居正病。帝频颁敕谕问疾，大出金帛为医药资。四阅月不愈，百官并斋醮为祈祷……"至于是什么病，没有说清楚。

不知道野史的说法的可信度如何。有的说张居正有姬妾四十余位，大吃春药，一直热气向上或向下发散，因而认为他是死于纵欲过度。甚至有说张居正死时"皮肤燥裂，如炙鱼然"，是纵欲而亡症状。和张居正有芥蒂的明代文史学家王世贞（1526—1590），在他留下的《嘉靖以来首辅传·张居正传》中，俨然以局外人自居，煞有介事地对这位死去的"同年进士"进行了道德上的无情揭露和有力诋毁，甚至歹毒攻击。据他说，"则日饵房中药，发强阳而燥，则又饮寒剂泄之，其下成痔，而脾胃不能进食……"这些记载，是否客观，或者有抹黑之嫌？和替张居正鸣冤的大臣相比较，王世贞的人品是差多了。然而只因为他是史学家，人人把他的话当真，但他是否有言过其实？也有人说抗倭名将戚继光曾向张居正进献"海狗肾"和美女，导致他生了痔疮。而有了痔疮，是否影响脾胃，不能进食？

不过，现代医学是没有吃春药或催情药导致痔疮这理论的。我也怀疑，张居正有病多时，难道还有心情去吃催情药，寻欢作乐？

那么究竟张居正又是死于什么病呢？

"四阅月不愈"
说明张居正病了很久，
估计拖了长达几个月到一两
年之久。相信他不是患了痔
疮那么简单，我怀疑他有更
严重的肛肠病如恶性肿瘤
（癌症）。

张居正死于
痔疮或大肠癌？

张居正的真正死因

听南京大学郦波教授的演讲，谈及张居正的死，说他是死于痔疮！对此，我有不同的看法，也怀疑痔疮是张居正的真正死因。

其实，《明史》等正史以及张居正自己的文集里头都清楚地交待了他的病因。张居正认为自己是患上痔疮。他在疏文中，有提到患病的缘由：

臣自入夏以来，因体弱过劳，内伤气血，外冒盛暑，以致积热伏于肠胃，流为下部热症。又多服凉药，反令脾胃受伤，饮食减少，四肢无力，立秋以后转更增剧……

张居正的《答上师相徐存斋三十四》中也说：

> 贱恙实痔也，一向不以痔治之，蹉跎至今。近得贵府医官赵裕治之，
> 果拔其根。但衰老之人，痔根虽去，元气大损，脾胃虚弱，不能饮食，
> 几于不起。日来渐次平复，今秋定为乞骸（即退休告老）计矣。

张居正所指的"医官赵裕治之，果拔其根"，我猜想是某种手术。至于是否用过手术刀，或是把痔疮彻底切除，则不得而知。所谓手术之后脾胃虚弱，也不知道是否由于感染并发？"脾胃"是传统医学上的名称，泛指人体的消化系统。脾胃虚弱是说消化系统障碍的各种病征，表明张居正感到不适的地方是消化系统，如便血、腹泻、便秘、恶心、呕吐、腹胀痛、排便不规律、食欲不振等等，可惜没有更详细的记录可供参考。

张居正在生命的最后两三年（1580—1582）近乎疯狂地不停地工作，要贯彻实行他的政策，使国库盈余，粮仓充足。可是他的健康状况却每况愈下。相信他是知道自己的病势恶化，感到时日无多，才要与时间赛跑争朝夕！他显得很操切，要把事情做好。他说的"体弱过劳"是承认自己工作过劳，以致身心交瘁，身体日趋衰弱；"蹉跎至今"是有病不去医，是因为不在意自己的病，还是讳疾忌医，让病患拖延下去？他上书要求告老退休，一直不获万历批准。万历九年（1581）七月（死前的 11 个月）张居正病倒，甚至一连几天不能到内阁办公。逝世前的十多天，张居正再次上疏乞休，话说得很透彻，也很哀伤："今日精力已竭，

强留于此，不过行尸走肉耳，将焉用之……！"万历仍不批准。万历十年（1582）六月，张居正油尽灯枯，撒手尘世，终年57岁。

读过了关于张居正的一些资料，我认为他的死因有两个可能：（一）因痔疮医疗失误，引起并发症；（二）恶性肿瘤——癌症。

从现代医学来看，痔疮不是一种致命的病患，痔疮手术成功率是近百分之百，除非手术后出现如感染等等严重并发症。

但在四百多年前的医学，没有无菌外科手术或是消毒设施，抗生素还没有问世，手术后出现细菌感染是不足为奇的事。痔疮切除后引起细菌感染，会导致门静脉脓毒（血）症或败血症。这些急性并发症，会使人在一两星期内丧命。

上世纪五六十年代，我曾见过一些痔疮患者死于治疗后并发症。病者曾找过"包医痔漏"的医师求治，用过一些秘方或家传药方，把带有腐蚀性的药物敷在患处，结果引起组织坏死和感染而死于败血症。不知道给张居正"果拔其根"的医师，是用手术刀，还是用腐蚀性药物，导致感染并发？所以，张居正死于"手术"并发症的可能，难以排除。

前面提到《张居正传》里面说："四阅月不愈"，这说明张居正病了很久，估计拖了长达几个月到一两年之久。这样来看，相信他不是患了痔疮

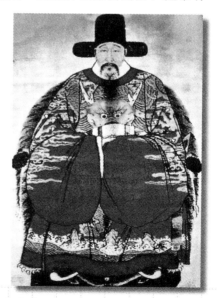

张居正

那么简单，我怀疑他有更严重的肛肠病如恶性肿瘤（癌症）。

可惜文献所提供的资料不足，我们只能推测张居正可能患上大肠癌，甚至有了转移性或扩散性的癌症。

在现代社会，越来越多人被诊出患上结肠和直肠癌（一般统称大肠癌），而大肠癌是新加坡头号癌症，故有必要在这里谈谈大肠癌，让大家对这种癌症多点认识。

我国每年新诊出的大肠癌病人，大约有一千多例。它的发病率、死亡率均排在所有癌症的前几位。在新加坡，男性结直肠癌症的发病率排在第一，女性则排第二。在过去 40 年，患病人数每年有增无减。虽然癌症患者多是 50 岁以上，但是 50 岁以下的患者也不少，且有年轻化的趋势。

60% 的大肠癌是长在距离肛门 6~10 厘米的地方。约有三分之一的大肠癌是直肠癌。由于早期无明显症状，加上直肠癌和痔疮的临床表现有很多相似之处（如便血、大便次数改变、排便有不完整的感觉等等，有些则有腹痛、腹胀、腹部摸到硬块，那些因流血过多的患者会有贫血、感到疲劳、气喘，比较后期的肠癌，患者也会体重减低），故不易被人发现。有报告指出，有 80% 直肠癌是被误诊为痔疮，结果耽误病情。待发觉确诊是癌症，为时已晚了。而且一般人有"十人九痔"思想，不会因出现便血的病状而立即寻医，故此病情拖延下去。

虽然痔疮患者会有大便出血，但是大便出血不一定是痔疮。以前的医学认为痔疮和大肠癌是两种不相干的疾病。后来的临床经验表明，大肠癌患者亦可以同时有痔疮，痔疮患者也可能一样有大肠癌！

那么简单，我怀疑他有更严重的肛肠病如恶性肿瘤（癌症）。

可惜文献所提供的资料不足，我们只能推测张居正可能患上大肠癌，甚至有了转移性或扩散性的癌症。

随着医学的进步，以及科技的发展，目前有更多精确的诊断方法。以前用钡灌肠来检查肿瘤。这诊断法看的是一个对照影子，而且要有相当大的肿瘤才容易显出来。现在最有效可靠的方法是做结肠内窥镜检验，可以通过视屏，直接看到大、小肿瘤。如果发现有大肠息肉，医生可以同时把它切除，送去做病理化验，看看细胞组织内有没有癌细胞存在。大肠息肉如果不切除，是可能在三数年内演变成恶性癌肿的。至于使用CT检查，也是诊断的另外一个方法，可以检查出大过一公分的肿瘤。不过CT是有辐射的，很多人不大愿意接受，而且就算发现有了息肉，CT不能够同时立刻切除它，还是需要做结肠内窥镜来切除。

有了大肠内窥镜检查，以及50岁以上的人接受各种筛查法，如粪便隐血检查等等，很多大肠癌会及早发现，及早治疗，疗效也好。

可惜明代的医学还没有达到今日的水平，如果有现代的诊断法，是不难诊断出张居正真正病因的。究竟张居正是死于手术并发症，还是死于肛肠癌，仍是属于悬案！

185

到了万历二十年（1592），
万历帝已经喝了12年的酒，
而且是个常常喝醉酒，
发酒疯的人。

万历帝被酒所害（一）

说过了明朝首辅张居正，就会联想到他的学生，也是他的老板、顶头上司、主子明神宗朱翊钧。

或许有人不知道万历皇帝是何许人也。但是，只要到过北京十三陵参观的人，一定会去定陵。定陵的墓主就是这位明朝第13代皇帝，明神宗朱翊钧。定陵是在1956年发掘打开的。

万历当了48年的皇帝，是明朝在位时间最长的君主，打破了他的爷爷嘉靖帝朱厚熜在位45年的记录！

万历帝死后24年，明朝就被清朝灭亡。很多人把亡国恨归咎于万历帝。史学家孟森在他的《明清史讲义》里评他："怠于临朝，勇于敛财，不郊不庙不朝者三十年，与外廷隔绝"，使得大好江山被满洲人占据，改朝换代，使他背负千古骂名。《明史·神宗本纪》有记载："故论者谓：明

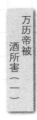

之亡实亡于神宗。"连清高宗乾隆皇帝的《明长陵神功圣德碑》中也说："明之亡非亡于流寇，而亡于神宗之荒唐……"

这位备受争议的君主，史学家对他的评价贬多于褒。后世人说他是好色、贪财、怠政、不上朝……

在万历十四年（1586）十月，礼部主事卢洪春曾奏称朱翊钧"日夜纵饮作乐"。后来，在万历十七年，大理寺（相当于明朝的刑事机关）左评事雒（luo）于仁曾上疏批评万历帝纵情于酒、色、财、气："皇上之恙，病在酒色财气也。夫纵酒则溃胃，好色则耗精，贪财则乱神，尚气则损肝。""酒色财气"这几个字，旧时以此为人生四戒，指的是各种不良品德、习气，原来出自《后汉书·杨秉传》，结果被雒于仁用它来上疏参奏，批评万历帝纵情于酒色财气！

在这里我们谈谈万历嗜酒之害，探讨一下万历帝的酗酒问题。

后人都知道，万历是在生母慈圣皇太后李氏和首辅张居正的严加管教下成长，应该是受到非常良好的教育。但是，究竟青少年的朱翊钧是否真的是一个很乖的孩子？是否有乖僻行为？是否等到张居正死后才性情大变？

其实，万历很早就开始嗜酒。那时张居正还在世。早在万历八年（1580），17岁的万历在宫中喝醉了酒，要两个小内侍唱歌。可是他们不会唱没有唱，因此激怒万历帝，认为是抗旨。于是万历拿剑说要砍下他们的头颅。在左右劝解下，才把两人的头发给割了，说是割发代首，算是"斩首了事"。事后太后知道此事，万历被罚跪和磕头认错。张居正还替万历写了一篇《罪己诏》，那就等于至高无上的皇帝要向全国人民发布他写下的检讨悔过书，多么丢人！

也有记载，万历也曾在太监引导下喝醉酒，受到下人怂恿，杖责太监冯保的两名义子，结果差点被亲生母亲慈圣皇太后李氏废掉帝位。

后来，御史冯从吾在万历二十年（1592）正月奏疏说："陛下每夕必饮，每饮必醉，每醉必怒。左右一言稍违，辄毙杖下，外庭无不知者。天下后世，其可欺乎！"

从这里可知，从万历八年（1580）算起，到了万历二十年（1592），万历帝已经喝了12年的酒，而且是个常常喝醉酒，发酒疯的人。

相信万历的亲生母亲慈圣皇太后李氏要废掉他的帝位，并不只是因为一两次醉酒行凶事件所引起，而是她觉得事态严重，鉴于万历已经有过多次的醉酒后行为不检，有伤人和打死人的前科，万不得已要处罚和严厉警告儿子，告诉他自己可以效法西汉武帝的首辅霍光来处置他。

原来，汉武帝的儿子昭帝（公元前94—前74）在8岁登位，20岁就死去。霍光拥立了昭帝的侄儿昌邑王刘贺为皇帝。可惜的是，刘贺登殿的头一件事就是奸淫了上任皇帝的宫人。霍光等一班大臣因此奏准皇太后，以"昌邑王行淫乱恐危社稷"为由，把这当了27天的皇帝废掉，议立汉武帝的曾孙、18岁的卫太子孙刘病已（刘询，公元前91—前49）。刘病已继任为汉朝第17任皇帝，是为宣帝。

其实慈圣皇太后李氏是不会这样废掉儿子的。万历是她的亲生儿子，他不当皇帝，岂不是连自己也当不成皇太后！而且，西汉霍光要废去的只不过是太后的侄儿，而不是儿子！

从历史记载来看，万历帝的一些行为，的确是一个酗酒者的临床表

皇家有病知多少

现，而且大大影响到他的健康。其实早在万历十一年（1583），时年20岁的他，就第一次推说有病不上朝，说自己"偶染风寒，尚需静摄"。他常年称病不上朝听政，相信不仅仅是出于懒惰。在万历十四年（1586），他传谕内阁，解释说他头晕目眩，暂免朝讲郊庙祭祀，派人代劳的原因是"头晕眼黑，力乏不兴……""因心肝二经之火，时常举发，致使头晕目眩，胸膈胀满"，这都是宿醉的表现。

对于他的嗜酒，他自辩说："谁人不饮酒？若酒后持刀舞剑，非帝王举动，岂有是事。"

在万历十七年（1589），万历下了口谕："奏对次数太多，不耐劳剧"，已经表示对朝政的厌倦。

历史也记载，万历对朝政没有兴趣，不理朝政，阁臣入宫三个月，也未能瞻睹天颜。后来的首辅王家屏也奏说："统计臣一岁间，仅两觐天颜而已……"万历还自辩："朕病痊愈了，难道不愿意上朝视事。"万历十八年（1590）元旦，他说"腰痛脚软，行立不便"，

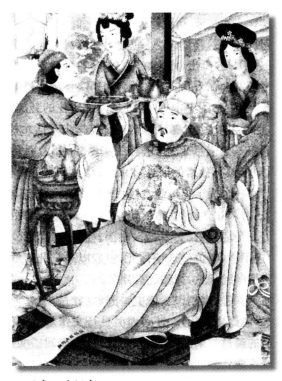

万历帝沉迷酒色

相信是酗酒而不是好色之过。

应该是有过一次例外。万历二十七年（1599 年）三月，时年 36 岁的万历，破例出现在午门城楼，接见征倭总兵麻贵率军凯旋归来。当时他的精神状况如何，则不得而知。

相信不是万历帝万事不理，而是他的酒精中毒太深，神志迷糊时间多，清醒时间少。

个人认为，随着万历
酒精中毒日渐加深，
他虽然有心勤政，但已经是力
不从心了。

万历帝被酒所害（二）

　　万历开始亲政以后，的确曾有一番作为，他"精神焕发，励精图治"。在万历十三年（1585），因为旱灾，他曾亲自步行去天坛祭天祈雨，也让京师的臣民亲眼目睹这位年轻万岁爷的天颜。亲政之后的短短几年中，万历帝曾四次外出祭祀祖陵，不辞辛苦。因此，当时许多人都对这位年轻的皇帝寄予厚望。（夏维中《明亡清兴往事》）《中国通史》对朱翊钧评价："明神宗在位四十八年，前十年奋发图强，中间十年由勤变懒，最后近三十年'万事不理'。他的主要特征，是贪酒、贪色、贪财而又贪权……"

　　个人认为，随着万历酒精中毒日渐加深，他虽然有心勤政，但已经是力不从心了。而万历以多病调摄为名，很少上朝，也不再召见大臣。奏疏虽然仍由万历亲览，却往往"留中"，不作处理。万历怠政竟然长达

皇家有病知多少

三十多年！难怪台湾历史学家高阳（原名许晏骈，1926—1992）断言，万历是中国历史上最懒的皇帝！

个人认为，万历帝能够数十年躲在深宫里，推说不上朝的原因是腰酸腿疼，身体不好，行立不便。而很多人却妄下定论，说万历因为好色，淘空了身体。如果万历真的如此好色，能够长期躲在宫中，日夜"芙蓉帐暖度春宵"，"从此君王不早朝"而不厌倦，这样的记录，恐怕在历史上是无出其右！

我们不知道万历爱上杯中物的原因。也许，这只不过是万历如一般不长进纨绔弟子的放荡行为，花天酒地，醉生梦死。

另一种可能是因为他的心理问题，如管教过严，心理压抑，苦闷烦恼。在万历元年（1572）和三年（1575），万历上朝，竟然有过百朝臣不至，一次173人，另一次283人。而且其中一次万历还是在凛冽的寒冬，早早到达皇极门。此事使他大为震怒。相信这一切令他感到挫败和不被尊重。这种种心中不快问题，也许令他借酒消愁，来个"呼儿将出换美酒，与尔同销万古愁"，"但愿长醉不复醒"！

万历嗜酒亦可能是因为当时的社会环境风气使然。明朝末年，社会好酒成风。清初的学者张履祥有记载明代晚期朝廷上下好酒之习："朝廷不榷酒酤，民得自造。又无群饮之禁，至于今日，流滥已极。……饮者率数升，能者无量。……饮酒或终日夜。朝野上下，恒舞酣歌。"意思是说，明代后期对于酒不实行专卖制度，民间可以自己制造酒，又不禁止群饮，饮酒成风。喝酒少的能喝几升，多的则无限量，日夜不止，朝野上下都是如此。万历的好酒，不过是体现这种饮酒之风罢了。

酗酒的问题

这里谈谈酗酒的问题。医学界将酗酒定义为：一次喝 5 瓶或 5 瓶以上啤酒，或者，血液中的酒精含量达到或高于 0.08。酗酒通常有两类：酒精滥用和酒精依赖。一般而言，如果一个人过度使用酒精而无法自我节制，就会导致认知上、行为上、身体上、社会功能或人际关系上的障碍或损伤。酗酒者明知喝酒无益，但仍然放纵，明知故犯，无法克制自己，就已经到了"酒精滥用"的地步。如果进一步恶化，把饮酒看成比任何其他事都来得重要，必须花许多时间或精力去喝酒（或戒酒），或必须喝酒才感到舒服（心理依赖），或必须增加酒精摄取才能达到预期效果（耐受性），或产生酒精戒断症候群，就已经是达到"酒精依赖"的程度了。

所以，酒精滥用的人还多少有自制能力，能控制饮酒量。但是真正酗酒——酒精依赖的人就不同了。

酒精滥用常见的临床表现

酗酒的人，起先走路不稳，再而说话不清，接着出现幻觉，最后思维混乱，失去知觉。

饮酒会导致疏忽，或忽略在家庭、工作场所等地所应负的责任，因宿醉而造成工作表现差，无精打采，对事情失去热诚与兴趣，漠不关心，记忆力减退，因而疲劳、头眩、缺勤、嗜睡、旷课、失约……而为了解闷，消除烦恼和空虚，减轻压力，又会再饮酒来解决和逃避问题，从而导致恶性循环。

酗酒对社会具有极大危害，而对个人人际交往的影响也是相当严重的，例如暴力、虐待儿童、行为失检、婚姻不和、离异、非礼、伤人等等。长期的酒精滥用会严重影响个人的身体健康，如肝脏硬化、胰腺炎、癫痫、神经炎、痴呆、营养不良、心脏病、性机能障碍，等等。更严重的会影响到脑部功能，引起精神病如丧失认知能力，判断能力失误、混淆、焦虑、惊慌、忧郁等等。

纵观以上，虽然有人认为万历帝酿酒是因为长久处于张居正的严厉管教约束之下，感觉到威权震主，出于反叛心理而作出的变态的发泄；但是，从另外一个角度看，他的行为表现无疑是个酗酒者。我们想想，当万历帝接到弹劾他的恩师首辅张居正的奏章时，他是否处于良好的精神状况，是否头脑清醒，思维清晰地分析大局后才下判断？如果万历是在迷糊状态下接受弹劾奏章，又听到群臣在他面前喧哗吵嚷，不胜其烦，可能就如醉酒开车一般，轻易下诏追夺张居正的封号和谥号，查抄张家，害得张居正家破人亡，祸延万千门生、乡人、故旧等等。而

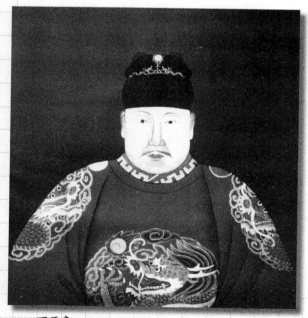

万历帝

皇家有病知多少

群臣是否也以皇上名义，趁此借刀杀人，还有待查究！不过张居正确实是死得冤枉，死不瞑目！

身为王朝或国家领导，需要时刻保持清醒的头脑来处理大事，作出正确的政策。爱喝酒的就别当决策人，要当决策人就严禁嗜酒。

民主国家可以罢免一个不称职的领导。但是，封建王朝除了篡位外，是不能推翻或罢黜当今天子的。所以"明之亡非亡于流寇，而亡于神宗之荒唐"，真正来说，"明之亡非亡于流寇，而亡于神宗之酒害"，万历是难辞其咎的。

关于皇帝的私生活，难道
早在明朝就有了"狗仔队"，
跟踪、侦察和监视皇帝
宫闱临幸之事？

皇家有病
知多少

万历纵欲好色？

历史上，明神宗万历恐怕是被批被贬被骂得最多的明朝皇帝。台湾历史学者，《明朝的皇帝》作者高阳断言，神宗是中国历史上最懒的皇帝，而且是个犯了"酒色财气"四戒的皇帝。另外一个台湾历史学者庄练（原名苏同炳，1925—）则说万历是窖金藏银，最贪财的皇帝。

当然，后人批评万历帝，一定不会漏掉把他列入好色帝王的名单。

但好色的定义究竟是什么？

不过，对于万历好色，历史学家高阳反而认为："没有听说过他有何声色犬马之好。"而庄练也说："虽然宠爱郑贵妃，但自万历初年至末年，未见他另有新宠，而且其后宫妃嫔亦不甚众多。"

其实万历帝是否好色纵欲，写史的只不过是根据几个臣子所言的记载，受到他们的影响。例如《明史·列传一二二》祀祭司卢洪春的上疏：

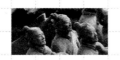

"陛下自九月望后，连日免朝，前日又诏头眩体虚，暂罢朝讲。"他分析万历的"气血虚弱，肝虚肾虚"是因为"衽席之娱，而忘保身之术，其为患也深"，就妄下定论。难怪万历听后大发雷霆，做臣子的竟然连他的床第私事也管到，然后"赏赐"卢洪春六十杖棍。首辅申时行只好替皇上打圆场，说："九重深邃，宫闱秘密……所知不多，何况遐远小臣，只是轻信谎言，不值得计较"。关于皇帝的私生活，难道早在明朝就有了"狗仔队"，跟踪、侦察和监视皇帝宫闱临幸之事？难道这些臣子窃取到记录皇帝言行的《内起居注》？

对此，研究明代史的学者，《万历十五年》作者黄仁宇（1918—2000），曾提出他的独特见解：万历皇帝对于自己的"私生活"被人干预感到难以忍受。

说万历好色，还有记载，说在万历十年（1582）三月，他曾效仿祖父世宗朱厚熜的做法，在民间大选嫔妃，一天就娶了"九嫔"。而且，他在玩弄女色的同时，还玩弄小太监。当时宫中有10个长得很俊的太监，就专门"给事御前，或承恩与上同卧起"，号称"十俊"。那年万历还未满19岁！

要知道，那时首辅张居正仍然在世，如果选嫔妃玩太监真是有违宫廷规矩的荒唐事，让管教严厉的皇太后和张居正知道了，万历肯定会被罚，被约束和制止的。

先说在民间大选嫔妃，一天娶了"九嫔"。细心翻阅研究记载，万历是在万历六年（1578）和皇后王氏成亲。这两人在结婚的时候，只不过是两个还没有发育好的十四五岁大孩子。也不知怎么搞的，到了万历九年（1581）王皇后还没有传出怀孕的喜讯。急着要做祖母的皇太后于是下懿旨，要到各地挑选女子入宫，好为皇上生孩子。万历十年（1582年）的民间选妃，下令选女子入宫是皇太后的主意。

那究竟"一天娶九嫔"是怎么一回事？其实是首辅张居正的"老谋深算"计划。他想到民间都不愿意把辛苦养大的女儿送入宫里，无名无分，从此永锢深宫，老死宫中。当懿旨一下，人们竞相逃避，或把女儿匿藏。结果是"无人可挑"，被选中的都不是"好货色"！张首辅知道此事，阻止懿旨发出，过了些时候将懿旨"挑选入宫"的句子后面，加上"册封嫔妃"四个字，让父母知道女儿入宫是能册封为嫔妃的！（见当年明月著《明朝那些事儿》第六册）而写史的却以此大骂万历好色，一天娶九嫔，还说他"心花怒放"！既然是奉母后之命，万历算不算是好色？

再说，古代好些小皇帝、太子等等，他们玩乐、活动空间不大，局限在宫内，太监们就自然成为他们朝夕相处的童年玩伴，从小和他们有了好感情。说万历和太监"同卧起"是有异常的玩弄行为，和"玩起同性恋的勾当"，以太监为娈童，相信是靠想象力，夸大其词！（见许文继、陈时龙著《正说明朝十六帝》）

看看今日的男性青少年，他们在学校宿舍，露营共处一室，同卧一榻，彻夜长谈，却不见得是"玩弄"的事。可见同卧起也不是滔天罪行！怎能就此断定万历是在搞集体同性恋！

万历的确有做过一件荒唐的事。那时候他的母亲皇太后李氏，正急着要为这年方十八的宝贝儿子选妃，好早日为他生个儿子，替她添个孙子。就在这个时候，在万历九年（1581年）的某一天，万历到母亲的宫中请安后，竟然看上她的近身宫女王氏。他一时兴起，趁着母亲不在，竟把龙种播在王宫女身上。真是有意栽花花不发，无心插柳柳成荫！不久，万历惊悉他的 DNA 竟然在这个连他自己也不知道名字的宫女身体里，发育成为胚胎！

万历的反应是若无其事，守口如瓶。可是纸不能包火，皇太后不久就知道此事，当然质问皇儿，王宫女肚子隆起，腹中块肉是谁人经手？虽然 430 年前还没有 DNA 亲子鉴定检验，可是皇上的《内起居注》和临幸后赠给这宫女的一件首饰（相信可算是当时的一种明文规定）就确定王宫女是怀了龙胎！

快要做祖母的皇太后想必很开心，将为人父的万历也只好册封王宫女为恭妃，在宫中地位连升数级，飞上枝头作凤凰！

万历十年（1582），恭妃产下了一个男孩，取名朱常洛，就是后来明朝第 14 任皇帝的明光宗。这一年，也是民间选妃，下令选女子入宫的一年！

历史好像在重演。万历只不过重演他的高祖父明宪宗朱见深（1447—1487）的经历，宪宗曾在成化五年（1469）和一名被俘入宫中，看守内廷藏书的姓纪的宫女有了一夜之情后，生下儿子朱祐樘（1470—1505），就是后来的明孝宗弘治。

其实皇帝与宫女发生关系是司空见惯的事，只不过生下的是未来承继大统的人，可就不得了！

万历帝有 8 个皇子和 10 个公主。和他的老祖宗明太祖朱元璋相比，就差远了。朱元璋有 26 子 16 女。根据记录，万历最小的孩子约在万历

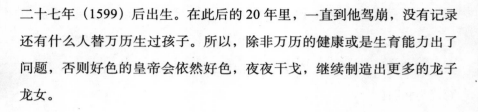

二十七年（1599）后出生。在此后的 20 年里，一直到他驾崩，没有记录还有什么人替万历生过孩子。所以，除非万历的健康或是生育能力出了问题，否则好色的皇帝会依然好色，夜夜干戈，继续制造出更多的龙子龙女。

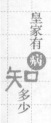

有人这样评价过万历与
郑贵妃之间的爱情：
"当一个男人在一个女人四十
多岁年老色衰之后还能够
拒绝后宫三千佳丽的诱惑，
原因只有一个：他爱
这个女人！"

万历帝的爱情

万历帝真正爱过的女人是郑贵妃（1565—1630）。她和万历一样，都背负着千古骂名。

郑贵妃是从九嫔中脱颖而出，被万历爱上的嫔妃。她在万历十一年（1583）被册封为德妃。

很多记载描述郑贵妃是"相貌妖艳，阴狠毒辣"，"祸国殃民的妖孽"，"专权和嫉妒"，"觊觎皇后宝座"，"嗜权如命，野心勃勃，不择手段，诡计多端"等等。总而言之，都是极尽轻蔑、恶骂的词句。明朝名士夏允彝也把万历怠于临朝的原因，归咎为宠幸郑贵妃。有人还说郑贵妃"智商水平……到市场骂个街而已"。史家几乎是异口同声贬抑她。不知道写史的人，有没有很客观的去分析事物，寻求真理？或只是根据几篇有偏见偏差的史料，人云亦云，人骂亦骂，言之凿凿？

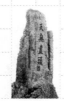

翻开历史，很多人把王朝腐败没落、国家灭亡责任，都推在女性身上，例如夏桀的妹喜、商纣王的妲己、周幽王的褒姒、唐明皇的杨贵妃、明代的乳母客氏及清朝慈禧太后等等等等，归咎她们是亡国之祸水。原因是在古代以男性为中心的社会，毫无社会地位的女人往往是代罪羔羊！在古代生而为女人，实在大大不幸！

不过也有人形容郑贵妃有"闭月羞花"之貌，"长得乖巧玲珑"，"聪明机警、喜欢读书、通晓诗文"等，为她讲些正面的公道话！

如果郑贵妃不是走进深宫，而是生在平常百姓家，能够和一个爱她的男人长相厮守，她应该是个很幸福快乐的女人。男女两情相悦，朝朝暮暮，地久天长，应该是最美好最圆满的爱情大结局！

如果万历帝没有临幸王宫女，如果太后没有走开，留下宫女独自一人，如果郑贵妃被选入宫后，不负所望，为万历抢先生下第一个皇子，完成神圣任务，她就顺理成章成为皇贵妃，跟着登上皇后宝座，母仪天下，他们俩的命运恐怕又是不同了。可惜，历史是没有如果的。

事实是，万历所爱这"集宠爱在一身"的女人，竟然如此不幸。她不能见容于万历的臣子们。他们认为郑贵妃不应该是万历宠爱的女子。臣子们有他们世俗的眼光，封建的思想，有他们的衡量标准，来加诸皇帝所钟爱的女子身上。而且大臣们也不愿看到万历被一个女人"勾引"而误国误民。不知道大臣

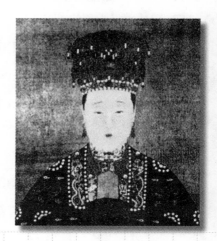

郑贵妃

们当时的心态究竟是如何？恪守祖训？势利？轻视这出身卑微的小嫔妃？优越感？正义？嫉妒？

偏偏万历就爱上这个善解人意、心灵相通、可当精神支柱的红颜知己。大胆无礼的臣子雒于仁竟然犯颜上奏，以近乎责备皇上的语言直指他"溺郑妃，靡言不听……此其病在恋色也"。接着又以《色箴》告诫他："艳彼妖姬，寝兴在侧，启宠纳侮，争妍误国。成汤不迩，享有遐寿。进药陛下，内嬖勿厚。""以皇上妃嫔在侧，宜思戒之在色也。……溺爱郑氏……其病在恋色者也。"

事后，万历在毓德宫召见首辅申时行等人，"自辨甚悉"。他对内阁大学士们说："说朕好色，偏宠贵妃郑氏。朕只因郑氏勤劳，朕每至一宫，她必相随。朝夕间她独小心侍奉，委的勤劳，何曾有偏？"在处理这件事情时，他显得相当平静，毫不讳言说出他宠爱郑贵妃的原因。他有爱人的自由，可惜写史者偏批评万历是"昏庸和偏爱"。

有人就这样评价过万历与郑贵妃之间的爱情："当一个男人在一个女人四十多岁年老色衰之后还能够拒绝后宫三千佳丽的诱惑，原因只有一个：他爱这个女人！"按照中国封建礼教对妇女的要求，郑贵妃确实"不是什么好女人，更不要说是个好妃子了。但是，她才是万历真正爱和真正理解万历的女人"。谁知道万历数十年来躲在深宫，是真的纵情声色，长醉不复醒？还是吞云吐雾，飘飘欲仙？（有记载说万历有服用鸦片）或是日夕和郑贵妃耳鬓厮磨？故此，说万历的好色，这个说法很难成立。

撇开万历死后郑贵妃的所作所为不说，她的确是一个不称职的老婆，没有在背后不断支持他，要他戒酒和其他恶习，做个成功男人后面的贤内助，让他成为一代明君，遗泽百世！

万历对他最爱的女人至死不渝，在他生命的最后一刻，还念念不忘他未了的心事。他遗命封郑氏为皇后，要给予她名分，要死后把她葬于定陵玄宫，生也同衾，死也同穴。可是三百多年后，当定陵玄宫打开，人们才发现所有的棺床上都没有郑贵妃的遗骸。后殿并列的三口朱红色棺椁，中间是万历皇帝，左边是孝端皇后王氏，右边是孝靖皇后王宫女，也就是太子朱常洛（后来的光宗）的生母。这一切皆因大臣们的固执思想，认为万历的遗诏"有悖典礼"，没有遵旨执行。

明朝有过两个贵妃，宪宗朱见深的万贵妃和万历的郑贵妃，都是深受皇帝恩宠的女人，且和皇上相爱不渝。万贵妃先明宪宗而死，有宪宗为她哀悼，辍朝七天，还伤心欲绝感叹说："万侍长去了，我亦将去矣！"几个月后宪宗亦随她而去。不过郑贵妃在万历死后，再没有人去呵护。她迁出乾清宫，过了十年凄苦郁闷与世隔绝的生活，含恨而死。两妃死后都未能葬在相爱的男人身边，常相伴随。万贵妃虽然不能和宪宗同穴，至少她还是被葬在十三陵区内，而不在西郊妃嫔的葬地。但郑贵妃就不如万贵妃了，她一直孤零零的长眠在银泉山下一座孤坟，谁去理睬？

问世间，情为何物？九五之尊的皇帝，要风得风，随心所欲，死后却不能和至爱的女人"在地愿为连理枝"，未能如愿以偿，实在是悲哀！

皇家有病知多少

他是恩将仇报的人吗？
万历对张首辅的感情，
是远远深过王皇后的！

万历帝的病（一）

　　学医的人，当读到万历帝的历史，总免不了要知道他究竟有过什么病，是怎样死去的。其实，万历的健康状况是很值得后人研究的。

　　可以说，万历帝是一生多病，百病缠身。他的病包括心理上的病，也包括身体上或官能的病。

万历的心理障碍病

　　我读过一篇博客文章，是知名媒体评论员、文史学者赵炎的《谁是史上最可爱的皇帝?》，里面有对万历精辟的见解。如果要评选史上最可爱的皇帝，他"愿投明朝万历皇帝一票！"

　　赵炎认为很多对万历的评价"显然是不中肯的"。他列举了万历帝几个特点：敬畏师长、优柔寡断、脾气不坏、好好先生、情有独钟，堪称模范丈夫……

　　明朝的言官们，到了万历亲政的时期，傲慢嚣张，肆无忌惮，竟然有人把万历皇帝比做纣王、幽王、东昏侯，是古往今来第一暴君！

　　历史上，一直都有大臣向帝王谏诤的现象。可是在万历年间，这种现象变本加厉，朝中大臣们"争相暴风骤雨般地抨击皇帝，言辞之激烈，态度之强硬，在整个中国历史上是前所未有的，而在古代社会中也是空前且绝后的"。很显然的，这是因为万历帝表现出他"优柔寡断，脾气不坏"的一面，故此他的官僚认为主上是好欺负的，公然看不起这个少主人，当他为"阿斗"！上次提过，万历上朝，竟然有过百朝臣不至，一次173人，另一次283人！

　　右都御史漕运总督李三才曾上书指责皇帝，直指他的"病源则在溺志货财"；御史冯从吾上书警示皇帝不可欺世；大理寺评事雒于仁痛斥皇帝酒色财气——"酗酒""恋色""贪财""尚气"；级别很低的祀祭司卢洪春更是离谱，竟上疏说万历"衽席之娱，为患也深"；户科给事中田大益痛斥皇帝，说他"使天下之人，剥肤而吸髓，以致天灾地坼，山崩穿竭"。另外一个工科给事中王德完甚至说出"天神共愤，大难将作"这些话来。朝中大臣人人以"批鳞"为荣！这些目无尊卑、没大没小敢触犯天威，触怒龙颜的大逆不道非君的行为，换上万历的老祖宗太祖朱元璋、成祖朱棣，是可忍也，孰不可忍也，恐怕早已大开杀戒，人头落地，诛灭十族！

　　心理上，万历很懦弱，很惧怕这一群来势汹汹、咄咄逼人、唠唠叨叨的大臣们。他不像朱元璋、朱棣父子，都是没人敢触犯的强势皇帝。

万历又如何处置这些犯颜的大臣？这些人受到重罚的很少，几乎没有发生过因疏谏皇帝而被处死的事情。除了卢洪春被廷杖 60 棍外，只有自己知道闯了祸的雒于仁，称病引退，被革为民。这是万历宽仁的一面。

万历是真的怕了这群大臣、言官吗？也许他不上朝的主要原因正如《万历十五年》作者黄仁宇先生的看法："看淡了文官机构的腐朽与落后后，采取了消极怠工的方式向那些文官们表达了自己内心的无奈。"当"皇权与文官制度发生了剧烈冲突，皇权受到压抑，万历用消极方式对抗"，他不胜其烦，要逃避现实。站在心理学的角度，万历这种怠政也可以被解读为"习得性失助或忧郁症的临床表现"。

所以，失去自信，觉得没有安全感的万历帝，对作为帝王所应尽的责任有了恐惧感，不敢去做自己本应能够做得很好的本分事。做事犹豫胆怯，裹足不前，阻碍自我实现。那是一种对成长的恐惧的心理，而出现了心理障碍。这就是心理学上所说的"约拿情结"，是美国著名心理学家马斯洛（Abraham Maslow）在 1966 年所创的心理学名词。

很难知道万历的这种约拿情结是否在他成长过程这阶段时形成。他是在严母李太后和严师首辅张居正的严厉管教下长大的。也许他们对万历期望很高，所谓爱之深，责之切。每次犯错，动辄责骂罚跪，叩头认错，没有自尊。万历当上皇帝后，还得依赖首辅张居正处理朝廷事物，听由他作出决定。张居正是位有能力魄力而且又强势的大臣，所以把国家处理得很好。可惜张居正没有去想，总有一天他不再在位，因此需要为他的少年天子铺路，准备交班。他必须让这个人独立，能够独当一面处理事情，在亲自监督下让他体验、尝试和犯错，学习解决问题，从挫折和失败中学习如何应付与克服困难，就好像一只正在学飞的鸟儿似的。这是成长必须付出的代价！

在前面《张居正死于纵欲过度？》一文中，我说到万历帝忘恩负义，失去理性地对待一手扶持自己、死去不久的恩师，不但剥夺他的荣誉，还抄了他的家，害得他家破人亡。有人认为这是万历帝因长久处于张居正的严厉管教约束之下，以及感觉到威权震主，出于反叛心理下而作出的变态的发泄。但是，万历帝很清楚张居正居功至伟，而且也表达过感恩报恩之情。万历的所为，是否真正为一种反叛心理变态，值得我们去探讨。

其实万历帝的本性不应该如此。当与他结合 42 年，被他冷落几十年的原配皇后王氏先他而去，万历还表现出极大的悲伤，说出一段深情的话来：

> 朕中宫皇后，配朕有年。芳声令德，中外仰闻。方膺遐算，倏尔仙逝。昨日二七，朕思所有安厝梓官，著安葬于寿宫玄宫，所有合行礼仪，卿可传示礼部，具仪来看。(《明神宗实录》)

对一个感情不深的人，他还那么有情有义，不禁令人想起，以万历这种个性，以及有孝道的人，难道真的是反叛心理作祟，竟然会失去理性，去对付一手扶持自己，才死去不久的恩师？他是恩将仇报的人吗？万历对张首辅的感情，是远远深过王皇后的！我认为，研究万历历史的人，得要去探讨万历在什么情况下扳倒张居正，令他家破人亡？抄家真的是万历出的主意吗？

个人也认为，万历的行为心理，是值得心理学家去研究、剖析的很好的学术论文题材。

不知道万历究竟是真的
为了色欲而服用鸦片，
还是因为有病才这样做？

万历帝的病（二）

上文说过万历的心理上的障碍，本文我们看看万历其他的健康问题。

万历是否肥胖，有痴肥症？

先说万历帝的体型，史书说他是个大胖子。有两本书就提到万历帝肥胖的事。

满族文化和清史研究专家阎崇年教授所著《明亡清兴六十年》一书，有说到"万历皇帝身体不太好，很胖"。并引述有的书说"他走路时，要太监给他抬着肚子缓缓前行"；他给太后请安，史书记载，要"膝行前进"。

明史专家曹国庆所著《万历皇帝大传》也说："朱翊钧二十五岁之前，还算得上有些身体锻炼，而在此之后，则终日吃喝玩乐，对朝政无所用心，平时只吃精细柔软的食品，而又没有正常的锻炼，因而他的身体很早就开始肥胖，到了后来连行动都不太方便，经常头晕乏力，精神恍惚。"更有人写"（万历）死后在棺材是侧卧，因为肚子大得盖不上棺材"。写得煞有介事！

究竟万历帝肥胖到什么程度？书上没有详细记载。不过阎教授说万历皇帝这个大胖子，肚子大到走路都得小太监托着肚子缓缓前行，这番言论却惹来质疑。阎教授是从何考证？阎教授是一位史学家，我相信他说到"有的书说……"是有根据的，可惜他没有写下资料来源。不过那本书所说的是有点夸大其词了。万历给太后请安，史书记载要"膝行前进"。个人认为，这应该解读为匍匐（手足并行）。那是一种最尊敬的礼节。万历给生母太后请安，这样做并不稀奇。古代出门远游的孝子，来不及回家为父或母送终，一抵家门，也是要匍匐进入家门。试想，如果万历真是一个大胖子，要跪下行走，岂不有困难？

究竟万历胖到什么程度？以前人只是凭直觉印象来认定肥胖，是不科学的，不像今天用的 BMI 来做定义。

所谓 BMI，即 Body Mass Index，也叫身高体重指数，又称身体质量指数。BMI 反映全身性超重和肥胖，是目前国际上常用的衡量人体胖瘦程度以及是否健康的一个标准。

BMI 的计算公式是：

$$BMI = \frac{体重（单位：千克）}{高度^2（单位：米）}$$

所得结果，BMI 值不足 18.5 时，属于瘦；在 18.5~24.9 时属于正常；

在 25~30 时属于超重；超过 30，则为肥胖或痴肥。

不过，比影响外貌更为重要的是一个人因肥胖所带来的健康问题。当 BMI 高于正常范围，就意味着会患上高血压、糖尿病（二型）、冠心病、中风、早死、猝死。有统计，BMI 超过 30，早死的风险比健康者高出 50%~100%，甚至患癌症的机会也会增加（肛肠、前列腺等）。肥胖者的血脂异常，与肥胖相关慢性疾病的概率也会增加。

更有肥胖者会产生呼吸道系统疾病，如睡眠呼吸暂停症，它导致脑缺氧，一觉起来仍然是睡眠不足，精神不振，以致大白天还是无精打采，打瞌睡。如果在路上开车，很容易发生意外！

肥胖者会产生心理上、情绪上的问题。他们内心感到处处不如人，没有魅力，好吃懒做，不受欢迎，是被取笑、被羞辱的对象。久而久之就有了心理不平衡、内心愤恨、焦虑、自卑、忧郁等心理问题。

我们无从知道万历是否有因肥胖症所导致的毛病，也不知道他是否有三高症（高血糖、高血压、高血脂）——那是 400 多年前的医学！今人说万历"头晕眼花，就是高血压"，这只不过是推论，很难确定。

我们也很难说万历的心理状态，是否和肥胖有关。说万历因为"胖易懒，懒就更易胖，恶性循环，使他更加厌倦政事"，这样的结论逻辑是没有说服力的。

我见过几张万历帝的画像，如挂在南京阅江楼里的画像，印象中他的样貌长相，脸型不算是属于痴肥型的那种。也许他是个大块头？那个时代，摄影术还没有问世，画像要靠宫廷画师的描绘技术，他们是否够专业？（野史载汉元帝处死画工毛延寿，因为他为王昭君画像，而昭君

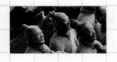

不肯行贿，于是他就没有好好用心去作画，结果令她"失意丹青，远窜异域"，就是不专业。）有一张画像更为离谱，把万历画成贼眉鼠眼！个人怀疑画师有丑化万历的动机。

万历酗酒

万历帝酗酒，出现"酒精依赖"的症状，在前文《万历帝被酒所害》已有讨论过。

万历服用鸦片

1958 年，科学家将从定陵挖掘出的万历皇帝的尸体进行化验，发现他的骨头中含有吗啡成分，是万历皇帝食用鸦片的证据。

我读过一些论述万历服用鸦片的文章。这些文章轻率地说万历是"抽吸"鸦片！然后大做文章说万历淫乱，服用有春药作用的鸦片。看看这段文字："明朝皇帝得到鸦片这样的春药，当然是乐不可支！"对万历皇帝 30 年不上朝，文章就说他是在宫中服食丹药，丹药中就含有鸦片，他给鸦片起名叫"福寿膏"。（其实是慈禧太后起的名）"他不上朝借口是头晕、眼花，其实主要原因是纵欲过度。"他们的结论很直接——万历"头晕眼花是纵欲过度，是服用丹药、春药、鸦片！"

鸦片在中国原本是一种药物，早在唐朝，四川就有人种植罂粟，生产鸦片，叫做阿芙蓉。当时的人已经知道服用鸦片过量是有毒的。中药药典有写，它是一味配药。《医学入门》一书中也写道："成化（1465）时，中国得其（从罂粟）取汁之法。嘉靖初，其法益精。这种提炼品，食之令人多眠，渐久惯则成瘾。既得瘾，过时不食，全体废弛，食而复初，而精神日耗，死则随之。"

个人认为，万历吸鸦片或抽鸦片这个说法，是值得怀疑的。说他长期"抽"鸦片，这点没有明显证据。

在定陵发掘出万历的众多陪葬品中（见曹国庆著《万历皇帝大传》第十四讲），并没有抽吸鸦片的烟具烟枪。如果万历曾用烟具来吸、抽鸦片，这些和他长相伴的随身用品，无疑应该是陪葬品！这说明万历时期，鸦片不是用来抽或吸的，很有可能是吞服（生食）的。那时候，中国也还没有烟具烟枪呢！至于烟枪是何时出现，谁人发明的呢？根据清末文人李圭原著、周黎庵点校的《鸦片事略》的考证：烟枪的发明是"明末苏门答腊人变生食为吸食，其法先取浆蒸熟，滤去渣滓复煮，和烟草叶

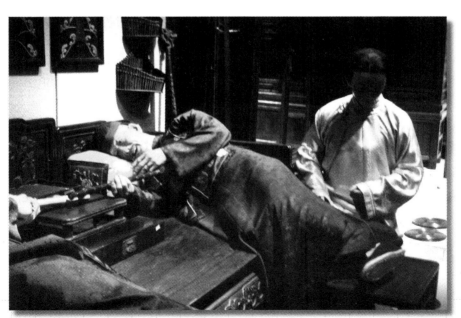

用烟枪抽鸦片

作者 摄

为丸，置竹管就火吸食"。这便是有关烟枪产生的最早记述。

庄练先生曾经怀疑万历"二十多年的时间长期处于深宫之中，总有很多有趣的事让他去做，才不会觉得无聊"，"而其乐融融，必定有使他快乐的事"。史学家黎东方（1907—1998）推测"明神宗有烟霞之癖"。高阳先生也认为万历自甘放弃皇帝权力，说他"一灯荧然，不知晨昏；荣誉，责任，事业财产，乃至骨肉之情，统统都是身外之物。不可一日相离的，只是一副烟盘……舍此之外不知如何才可以解释神宗的行为。"我却不知道，他用的是什么烟盘来"抽"鸦片？

很多人说万历好色纵欲，却不知道，万历究竟是真的为了色欲而服用鸦片，还是因为有病才这样做？究竟是御医配给他鸦片治病，还是宫内另有其人给他鸦片？因为《大明会典》里有记载，当时的确是有亚洲藩属国进贡鸦片给明朝皇室。万历吃鸦片是真，但是什么时候开始服用鸦片，是否成瘾，我们则不得而知。

万历帝被称为历史上最懒惰的皇帝，个人认为，他的懒散是很多因素造成的。

万历帝的病（三）

万历是个驼子？

1958 年，北京定陵的地宫被打开，安躺在定陵内长达 338 年的墓主——万历皇帝神宗朱翊钧重见天日。在考古学大师夏鼐的指挥下，神宗的梓宫（棺椁）被揭开。在厚厚的龙袍下面，掩藏着神宗的尸骨。对尸骨复原后的结论是："万历帝生前体形上部为'背微驼，腿部残疾'，万历的尸骨是一条腿短一条腿长，腰椎也确实有严重的病变。"从骨骼测量，头顶至左脚长 1.64 米。

当然，这些发现，又引来诸多推测，说万历"胖得背都驼了"，"可见他根本不是懒，而是身体不好，不能上朝"，"可见其有严重的腿疾，验证了其经常

定陵万历帝和两皇后棺椁

说'足心疼痛'的说法"。

我不知道，当时的考古人员有没有为万历帝做过详细的解剖，在移动尸体之前，有没有做X光检验存案。也不知道有没有写出供人参阅的详尽的医学报告，例如骨密度测定，骨骼有没有含重金属如铅、汞（水银）、砷（砒霜），重金属是否过量引起慢性中毒等等。因为14年后（1972），考古团在湖南长沙马王堆发掘出埋葬了2100年女尸的古墓穴，就有一份详尽的剖尸报告，学术价值很高。

最令人痛心的是，万历帝的骨骼未能被视为"国家重要文物"严加保管。在1966年，一群愤怒的人群，闯入这后来被联合国文教科机构列入《世界文化遗产名录》的定陵，将"地主阶级的总头目"万历帝和他两位皇后的尸骨拖出来砸烂、焚烧，灰飞烟灭，尸骨无存。从此就算有更先进的科技，也无从进一步去研究万历的骨骼，找出更多的病理研究资料，来丰富历代帝王的史料了。

万历帝是个驼子。驼背的医学名词是Kyphosis，是脊椎因变形后凸，背部隆起。驼背一般的原因有：（1）身体不良姿势，（2）先天驼背，（3）休门氏后凸畸形（Scheuermann's kyphosis）和（4）成年驼背如脊椎痨（结核病），强直性脊椎炎，骨质疏松，脊椎骨退化等等。若是当时考古人员在移动、翻动尸体之前，有立刻为尸体照X光，相信我们今天是可以找到脊椎骨的构造病理变化，以及双脚骨骼的病变的一些蛛丝马迹的。

这里不妨替万历的脊椎病理做个鉴别诊断，排除不大可能的病患如姿势病、先天病、强直性脊椎炎等。万历有可能患上了休门氏后凸畸形病，甚至脊椎结核病。

皇家有病知多少

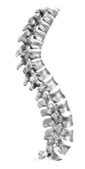

休门氏后凸畸形

休门氏后凸畸形病通常是在青少年期开始出现，多见于男性。患者畸形会日渐明显严重。X 光显示，脊椎骨由方形变成楔形。休门氏病病因不明，有些病例还有家族历史。随着年龄增长，如果坐立太久，病者会感觉到疼痛。由于背部肌肉要终日维持正确的坐立姿势，还会引起肌肉酸痛疲劳。

至于因姿势引起的驼背，脊椎骨是没有变形的。

由于脊椎有了病理变化，脊椎骨的排列移动错位，脊椎骨间的神经被压着，引起疼痛（闪痛），这验证了万历经常说的"足心疼痛"。可惜，我们没有足够的资料，来证明万历是否有了休门氏病。

我们也不知道万历是否患了波特氏病（Pott's Disease），所以才有驼背？

波特氏病就是脊椎结核病或结核性脊椎炎，病名是用英国伦敦一名外科医生波特（Percivall Pott，1714—1788）的名字来命名。它是因为脊椎体受结核感染所造成的病理变化。脊椎的骨质因此被破坏及坏死，椎体因病变和所承受的重量而发生塌陷，使脊柱形成弯度，棘突隆起，背部就有了驼峰畸形。这尤以胸椎结核为明显。有统计报告，脊椎椎体结核大约占了所有骨关节结核病人的 50%~75%。这里不讨论病理类型与治疗。不过患者的症状有疲乏无力，患处疼痛。做脊椎 X 光片，看得出椎体有不规则的骨质破坏，或是有椎体塌陷、空洞，死骨，椎间隙变窄或消失，椎

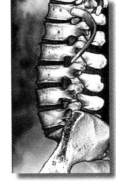

正常的脊椎骨

旁有椎旁脓肿或寒性脓肿的阴影。CT 检查或磁共振成像（MRI）检查，可以显示出病变范围、椎管内病变及脊髓受压情况。

由此，我们也许可以想象到万历一生受到疼痛的困扰，也猜度出为什么万历帝会服用鸦片。鸦片是有镇痛作用的药物，长期服用，是会依赖和成瘾的。后人说他纵欲好色，把鸦片当作春药服食，这种说法是没有说服力的。至于谁给他服用鸦片，是否成瘾，则不得而知，值得我们去探讨。

万历帝被称为历史上最懒惰的皇帝，个人认为，他的懒散是很多因素造成的。他酗酒，终日在醉乡；他有病，"尸骨是一条腿短一条腿长，腰椎也确实有严重的病变"，可见他根本不是懒，而是身体不好，不能上朝。也许加上身体变形，不愿见人，以及心理障碍，使他自我禁锢封闭起来，成为一个严重"自闭"的皇帝。有了这样形态及心理不正常的人，如果人们非要说他好色，几十年来躲在宫中，还有尽情享乐纵欲的心情和闲情，就令人难以想象了！

万历的骨骸

顺便一提，在 1958 年定陵发掘后，考古学家发现万历死后的"葬式"很奇特。万历的尸体在棺椁内摆放的姿态，不是传统的"仰身直肢葬"，而是曲肢侧卧的"北斗七星"葬式。这种葬式，学者认为是以古代风水学的角度，取其天帝居住的地方之意。当然这又引起很多推论。有人说"（万历）死后在棺材是侧卧，因为肚子大得盖不上棺材"，或是因为他驼背，不得不侧卧放置。更有人说是送葬途中，棺椁有过碰撞和晃动，使得

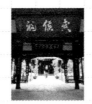

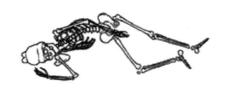

万历帝的北斗七星葬式

尸体的姿势因此改变。

这些说法是不确实的。否则为什么又那么巧，万历的两个皇后，又不是胖婆或驼子，尸体也是同样摆放？不知道死于同年（1620）的他的儿子光宗朱常洛，是不是也用同样的"北斗七星"侧卧葬式，这就有待以后光宗的庆陵被打开后见分晓了。

我们不知道万历的驼背是什么时候出现的，又是什么时候开始服用鸦片的。前文有说过，在万历二十七年（1599）三月，时年36岁的万历，破例出现在午门城楼，接见征倭总兵麻贵率军凯旋归来。当时他的身体状况如何，史书有没有记录他的姿势如驼背、因为长短脚而一拐一拐行走，则不得而知。

皇家有病知多少

万历帝之死

万历帝的口腔病

明史专家曹国庆在他著的《万历皇帝大传》里面有记录万历帝的口腔疾病情形："他的牙齿就很糟糕，患有龋齿、牙周病和氟牙症等多种牙科疾病……龋齿使他唇左侧根尖牙槽骨部，发生牙髓坏疽所引起的根尖病灶，在牙龈部形成瘘孔。严重的牙周病则使他的牙齿过早脱落，临死前上下颌已缺失牙齿九个。平时他的食物都是一些'精细而柔软的高蛋白食品'，由于左上颌磨牙生前早期缺失未作修复，便养成了只用右侧咀嚼的习惯，而左侧长期失去咀嚼功能，又导致了颌骨发育不良，面部凹陷而左右两侧不对称，很不雅观。"这样的记述，很是详细。不知道是不是考古学人员请来牙医，详细检查过万历帝的骷髅后，所作的检验报告？我读过很多的历史书籍，都没有如此详细的医药记录。在此书里，连万历帝缺失牙齿多少颗也被记录下来。如果这些属实，那么万历帝的口腔卫生保健是很糟糕的。还有，如果万历帝有长期抽鸦片，他的牙齿是否为《戒烟歌》中所言"牙如漆"的烟屎牙？如果当时考古专家有为万历帝的颅骨、牙床拍下多张 X 光片，就可证明一切，知道更多的事实。

曹国庆所用的词句如龋齿、牙周病、氟牙症、牙髓坏疽、牙槽骨，都是现代牙科疾病的术语，连高蛋白食品也是现代医学术语，相信他不是引用史籍如《明神宗实录》或《明史》的记录，而是自己的解读！

很可惜万历帝的尸骨被暴徒拖出来砸烂、焚烧，尸骨无存，否则牙科专家就可以凭着头颅 X 光片去研究，知道万历帝的口腔病理了。

近年来的医学发现以及很多报告指出，龋齿、牙周病等的细菌，可以导致心脏病（心脏内膜炎）、中风、糖尿病等，这告诉我们口腔暗藏杀机，不可不知，同时也告诉我们口腔卫生保健的重要性。

至于万历帝的牙科病会不会影响到他的健康，促成他的死亡，我们也无法知道。万历帝有没有长期受到牙痛之苦，有没有服用鸦片止痛？还有，万历帝的"面部凹陷而左右两侧不对称，很不雅观……"会不会是他躲在宫中，不愿见人的原因？不过，他的画像是没有"歪脸"的！可惜的是，这同样没有头颅 X 光片存案来证实！

万历帝死于痢疾

到了万历四十六年（1618）11 月，也就是万历帝死前的 20 个月，万历帝的身体已经开始不行了。他派人向首辅方从哲传话（没有面见），说"自己入冬以来，目眩头晕，多痰，咳嗽不已……"这是呼吸道感染（肺

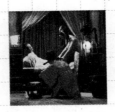

部感染）的症状。

　　几个月之后，明朝军队在萨尔浒大战惨败，更令患病的万历帝情绪低落。这对他的身体无疑也带来了更大损害，令他脾气更加暴烈。

　　1619年3月以后，万历说自己因"时常动火，而目眩头晕，精神恍惚，进入夏季，又中暑湿，肚腹不调，经常呕吐，泻痢不止，脾胃受伤。"由于长期泻痢，至今不时泻痢，身体软弱，下部肿痛、难坐，这是消化道（痢疾）病。又添了眼痛、耳痛和脚痛（眼痛、耳痛可能是因牙脓肿引起，也影响到颅神经，产生牵涉性疼痛或异位疼痛而湿痰流注，右脚疼痛不已，动履不利，身体极为虚弱），不得不终日卧床不起（相信是脊椎病或关节炎恶化）。这说明了万历病势日益沉重，已经无力上朝视事。他让文书官到内阁传话，说他："疾病痛楚，是人所乐受否？真疾非假，所请临朝未便。"看得出来，病倒的他，心里还是惦记着国事，"其请诸事，卿可传示该部，马上差人传谕经略、督抚等官，务要并力齐心防剿，共图灭贼……"

　　也许万历帝生病的样子很难看，所以他一直不愿见人。万历四十八年（1620）4月11日（死前三个月），他的首辅方从哲因屡次奏请赐召对不果，在苦苦哀求之下，才得以见到卧在病榻上的万历帝一面。万历说出自己的病情，令方从哲跪近趋前他，方从哲抬头仰视起皇上的脸色，发现他"果然清减了不少"。

　　前文《刘备死于痢疾》，说到痢疾是一种已有几千年历史的古老疾病，最早记载于《内经》。痢疾并没有因为生物进化和时光迁移而消失或绝迹。

　　在中外历史上，有不少的帝王，包括慈禧太后，都是因痢疾而死。

皇家有病

知多少

万历帝之死

法国国王路易八世、英国亨利五世、元宪宗蒙哥、惠宗孛儿只斤妥欢贴睦尔等人也同样是受害者。

痢疾是一种由不同种类的微生物（细菌、阿米巴虫、寄生虫、病毒等等）所引起的大肠发炎，阿米巴肝脓肿，严重的会引起血毒症、尿毒症或肾衰竭，大肠坏死，肠穿孔，甚至慢性关节炎等等。

看情形，万历帝是患上了慢性痢疾。那个时代微生物学不发达，很难辨别是哪一种微生物引起痢疾，从而对症下药。加上当时抗生素还没有出现，所以治疗十分困难。万历帝的病只好一天天拖下去。他"神思恍惚，眼目昏花，难以细阅文书"。

也许万历帝是因痢疾而感到腹痛，继续服用鸦片镇痛（传统医学说鸦片主治久咳、久泻、久痢、脱肛、胸腹诸痛等症），但鸦片治标不治本，他的肠道恶化的症状就因服用鸦片而被掩盖起来，最终病入膏肓，在万历四十八年（1620）7月21日，撒手尘寰了。

223

难道在守孝期间，以孝子
自诩的朱常洛，居然有心情和
进献来的女人大享艳福？

皇家有病
知
多少

明光宗的死因(一)

　　万历皇帝当了四十八年的皇帝后，在 1620 年 7 月 21 日病死。他和王宫女恭妃所生的儿子、太子朱常洛继承皇位，是为泰昌帝。

　　朱常洛（1582—1620）真的是个没有福气的皇帝。他八月初一登位，九月初一就一命呜呼，父子两人相继死于同一年。他只当了二十多天的皇帝，享年 38 岁，庙号光宗。

　　朱常洛之所以名留历史，是因为明朝三大疑案——红丸案、挺击案、移宫案，都有他的一份。

　　根据记载，泰昌帝即位五天后（八月初五）便得了病（《明史·杨涟传》）。有说朱常洛登极大典后十天（八月初十），就生病了（"上不豫"）。两天后，泰昌帝"起居过劳烦急，时日御门，力疾强出，圣容顿减"，御医陈玺曾被召诊视。而四天后的万寿节庆典，皇帝病情不见起色，不得不取消庆典。

朱常洛是怎样生病的，这是个值得探讨的问题。因为史书说朱常洛在登极大典上（八月初一）还"玉履安和"，"冲粹无病容"（即行走平稳、仪态正常，没有患病的征象）。

泰昌帝之死属于历史上的明宫三大疑案的红丸案，原因是他服用过两次红丸，就龙驭上宾了！当时朝野上下都议论纷纷，说皇上因服了红丸而死。

从泰昌帝继位，到他驾崩的二十九天这段时间，一切事情发生得太快了。对于他的死因，后人有很多疑点。

开始是他老爸万历帝所宠爱的郑贵妃，相信是为了取悦这位新天子，进献了八个歌艺俱佳的美女（《明史纪事本末》及查继佐著《罪惟录》说是四名）让他去享受！泰昌帝是八月初一登极，郑贵妃亦同时献上美女（《明史·崔文昇传》："及登极，贵妃进美女四人侍帝"）。文秉《先拨志始》有说，"以女乐承应"，"是夜，一生二旦俱御幸焉，病体由是大剧。"（一生二旦，指女乐中一位扮演小生，两位扮演旦角。朱常洛全都临幸！）未十日，帝患病。

种种说法，似乎均指向泰昌帝夜夜干戈，使得身体劳累。史学家庄练对泰昌帝的"起居过劳烦怠"解读为"惑溺女色而不知节欲，以至因劳怠过甚而损伤元气"。至于他是否在登基后因日理万机而几乎心力交瘁，濒临"过劳死"状态，人们则不得而知。

历史记载，朱常洛在老爸万历帝死后，的确忙碌过，有所作为。一向没有机会亲政的他，"遵照遗诏发银200万两犒劳辽东等处边防将士，罢免矿税、榷税，撤回矿税使，增补阁臣，运转中枢，令朝野感动。"以孝子自诩的朱常洛，在父皇万历帝死后，还为他拟订庙号等等。

《明史·杨涟传》记载，泰昌帝是在即位五天后（八月初五）便得了病。史学家黎东方认为是腹泻之疾。不过，很多人，包括当时的东林党人，却认为泰昌帝是因色事过度才病倒（"是夜，连幸数人，圣容顿减"）。通常，病从口入，腹泻和消化系统或肠胃发炎等等毛病有关，却没听说过度性行为会引起腹泻，看来这些人是妄下定论！

历史上皇帝后宫佳丽无数，皇帝身子出了问题，很多人就想当然的归咎于纵欲。写史的人甚至夸大其词，绘声绘色，好像在写小说似的！

我曾见过一个病例，某人因耳鸣去求医，专科医生认为是房事过多引起，劝他"清心寡欲"！后来才发现是患上听觉神经肿瘤（脑肿瘤），几乎误事。也有人因常感疲劳寻医，医生以为不过是色事过度，结果延误诊断，后来才发现是糖尿病。唉，连有些医生也不能避免这种思维定势！

而且，我不知道当一个人在不停拉肚子的时候，身体感到不适，还会有兴致和精力去"大动干戈"吗？要知道，有些腹泻还伴有肠绞痛、肛门刺痛甚至皲裂的！

故此，究竟泰昌帝是因患上肠胃病，还是因色事而疲劳过度以致病倒？或是因亲政工作过劳？好像没有御医记录。

也许还有人会问，从万历帝驾崩到朱常洛登基后五天这短短两星期内，他父皇的灵柩还停放在宫内，难道在守孝期间，以孝子自诩的朱常洛，居然有心情和进献来的女人大享艳福？不怕人言可畏，破坏他这孝

227

子的名誉？而且，整个明代都非常重视孝道，在守丧期间，一切娱乐活动都得禁止，泰昌帝竟然在宫内，胆敢来个一生二旦，笙瑟齐鸣，亲近女色！那可是大逆不道，滔天大罪啊！为什么没有人上奏弹劾这位新皇帝？研究历史的人，不知道有没有怀疑过，或忽略所发生的事？

如果朱常洛真是色事过度，那么御医陈玺的望闻问切的诊疗记录是一份很重要的文件，在问症时应该会把色事过度引起病痛的事记下（除非他认为是冒犯圣上）。我觉得奇怪，为什么没有御医陈玺记录诊治泰昌帝的病历？皇上的病征、病状，开的是什么药，以及在接下来的十天（八月十六到二十六日）的健康状况及进展如何？

可惜写史的人少有提到御医的临床记录。那些说泰昌帝色事过度的

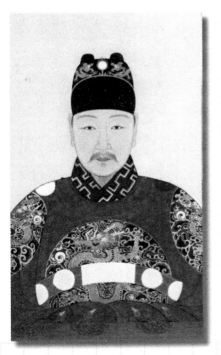

明光宗朱常洛

人，相信只是凭个人的想法而下结论！

在八月十二日，泰昌帝还是拖着病体接见大臣，他们见到皇上形容憔悴，"圣容顿减"。但这不意味着是纵欲所致！其实工作疲劳，食欲不振，睡眠不足，伤风感冒，腹泻等等，都能令人形容憔悴。

不知道接下来的几天，御医陈玺有没有为皇上复诊？病情有没有进展？如果病势严重，有没有联同其他御医会诊？史书均没有提及。也不知道是否因为御医陈玺的医术不高明、泰昌帝的病情不见好转，于是病急乱投医，要"另请高明"，在八月十四日，竟

然请来崔文升治病。

病人有病，贸贸然听信别人的推荐或"忠告"，让"认为能医好某某人的病"的人来治病，也不管此人医术高低，行医经验如何，时至今日，还是有很多人会这样做。

泰昌帝就是犯了这个致命错误，自己的御医偏偏不信任，却请来一个不是御医，只是司礼监秉笔，掌管御药房的崔文昇。崔文昇也许略懂岐黄，是一个稍识医理，全无行医经验的"伪医"，泰昌帝此举，简直是拿生命来开玩笑！

皇家有病
知多少

如果记载属实，那他真的
算是留名历史的好色大猛男！
死得壮烈，死得光荣了！

明光宗的死因(二)

崔文昇凭"一知半解"的医学理论，认为泰昌帝是"日饵房中药（服了催情春药），发强阳而燥"，导致"体内蕴积热毒"。故此有必要用"去热通利"之药（大黄），使泰昌帝泻肚子，把体内热毒排出。结果导致皇上一夜拉稀三四十次，一拉不能收！（《泰昌注略》："内监崔文昇下通利之药，上（皇帝）一昼夜三四十起，支离床褥间。"）崔文昇原是郑贵妃宫中的内医，是郑贵妃的人，泰昌帝病势恶化，朱常洛的生母王氏外家、原皇太子妃郭氏外家两家外戚指控，认为其中必有阴谋，郑贵妃自然成为最大嫌疑人了！

泰昌帝从起病到去世，史料少有提到何人随侍在侧。他好像是一个人在宫内养病。究竟什么人可以作主，能替他处理病患事？为什么一直没有提到他的宠妃，他的东西两李，在他生重病时在哪里？

泰昌帝是什么时候服用崔文昇的药，有两个版本。旅美史学家黎东方（1907—1998）在他的《黎东方讲史——细说明朝》中说泰昌帝是在八月初五吃了崔文昇开的药。但是根据许文继、陈时龙著的《正说明朝十六帝》，和当年明月（石悦）著《明朝那些事儿》，以及《泰昌注略》等史册所写，崔文昇是在八月十四日给药的。

我也相信泰昌帝是在八月十四日服用了崔文昇的药。

《明光宗实录》记载：两天之后（八月十六日），光宗传旨曰："朕以头目眩晕，四肢软弱，不能动履，待宣御医。"光宗一夜拉稀三四十次，失去体内水分以及电解质很多，是脱水现象，难怪他头目眩晕，四肢软弱了！要知道，当时是没有打点滴（吊盐水或葡萄糖水）来补充失去的体液的方法的。

但是《国榷》却说："郑贵妃不管常洛已经身患重病，依旧不断地送进精心挑选打扮过的美姬，仅八月十六日，一次又献进侍姬八人……一夜与数人发生性关系。"（曹国庆《万历皇帝大传》引用）我不知道这个记载是否准确或是夸张，甚至有偏见。泰昌帝病得那么严重，四肢软弱，哪里还有心情和精力去享艳福？为什么要当晚临幸？既然侍姬是属于他的，为什么要立即享用？来日方长嘛！难道这些女人有使用期限，过期无效？如果记载属实，那他真的算是留名历史的好色大猛男！死得壮烈，死得光荣了！

泰昌帝病情日渐恶化。八月十七日，他再召太医官及阁部诸臣，自言："朕日食无一盂粥，申旦不寐（从晚上到天亮未能睡觉），奈何？"可见泰昌帝亦自知身体已每况愈下。在八月二十二日，皇上又召御医陈玺诊脉。

过后大臣询问情况，知道圣体"御膳减少，兼有痰喘，必需一意调养"。由此可见，泰昌帝病情不轻。八月二十六日，泰昌帝已病重。相信那时他已经有了肺感染，影响肺功能，出现气喘，大事不好了！

这样又挨了几日，泰昌帝自觉大限将至。在八月二十九日，他召见首辅方从哲等人，竟然提到"寿宫"（陵墓）事。方首辅以为皇上问的是上月去世的父皇万历帝的陵寝，泰昌帝却指自己说："是朕寿宫。"诸臣不敢妄答！

这时的泰昌帝，可以说是病入膏肓了。但仍然清醒的他，还会问及鸿胪寺丞李可灼此人。鸿胪寺是掌管朝会、宾客、礼仪等事的一个机构。不知泰昌帝从哪里获悉，李可灼有仙丹妙药可治帝疾。他召见李可灼后，服用了献上的一颗红丸，获得暂时的舒适。到了黄昏，泰昌帝不顾御医陈玺等反对，坚持再吃一颗，到了次日凌晨（九月初一日）就去世了。这就是历史上的红丸案。

说到泰昌帝的病，很多人认为，仍是壮年的他（才38岁），在不到十天的时间里，不可能因色事过度而病倒。那些坚信他是纵欲过度的人，提出的理由是由于泰昌帝一向身体孱弱，故此很快淘空身子而病倒。却忽视了他早就已经有了7个儿子和9个女儿的事实！可惜的是，很多史册都喜欢把焦点集中在纵欲这种事上！

如果《明史·杨涟传》的记载准确，泰昌帝是在即位五天后（八月初五）便得了病。史学家黎东方认为他是得了腹泻之疾。这是很有可能的事。如果我们回想一下，他的父皇万历帝曾经有慢性痢疾。"肚腹不调，经常呕吐，泻痢不止，脾胃受伤"，"由于长期泻痢，至今不时泻痢，身体软弱"。由此知道泰昌帝可能也一样有感染性痢疾。痢疾是由于细菌（包括伤寒菌）或阿米巴感染，食水不洁，以及处理食物方法不卫生所导致的。研究历史的人，应该探讨万历泰昌帝父子的御厨，食物及食水是否同一来源才是。

坏就坏在"伪医"崔文昇给已患肠胃病的泰昌帝服用大黄。大黄系蓼科多样生草本植物，含有导泻的成分如大黄酚、大黄素、番泻甙、大黄酸等等。传统医药学上认为大黄药性是"攻积导滞，泻火解毒"，相当于泻药，并有"清肝利胆、强心理血、健脾通腑、清肺解毒"等作用。大黄内的结合蒽醌类物质（Anthraquinone）能促使肠蠕动，排空运动增加而致泻。现代的泻药也有用含番泻甙的。

个人的看法是，泰昌帝服用崔文昇的大黄后，如堤坝决口，一夜拉稀三四十次，失去体内水分以及电解质很多，是脱水现象，幸好他没有因而丧命。相信他经此之后，已经没有继续服用大黄，拉稀也减少。就算没有止泻药，身体也应该会逐渐恢复过来。但为什么他的病情会越来越严重？我推测他本来就有了肠胃道病（发炎、感染）或是痢疾。说泰昌帝死于慢性痢疾（甚至肠穿孔，腹膜炎并发等），是极有可能的事。

我不认为泰昌帝是因为服了两粒红丸就猝死。那时候的他，已是奄奄一息，犹如行将熄灭的风烛。红丸是"红铅金丹"或"三元丹"。民间说是制自处女初潮经血，混入午夜第一滴露水及乌梅等药物，煮过七次后而成药浆，再加入红铅、秋石（人尿）、人乳、辰砂（硃砂）、松脂等药物炮制而成，所以红丸含有重金属铅、砷。

但是重金属中毒多是属于慢性中毒，而且史书没有记录泰昌帝有惊厥、抽搐等急性中毒征象，故他不太可能是因急性中毒而暴毙。

总的来说，泰昌帝之亡，是庸医误诊，是乱投药石，是愚昧无知，与人无尤。

至于他的死是否因被郑贵妃或宫中的人所谋害，就留给史学家重新审视，进一步探讨罢！

相信皇太极所患的
不是什么古代人的特有疾病，
而是我们时下所说的
过劳死。

皇太极猝死

在辽宁省沈阳市的北端，有一座北陵公园，也称昭陵。它是清朝的第二任皇帝皇太极（1592—1643）的陵寝，埋葬着这一代君主的历史以及生平事迹。我曾到此一游，犹如上了一堂清初的历史课。

皇太极是清朝开国元勋努尔哈赤（1559—1626）的第8个儿子，在位17年。他一生的政绩，在《清史稿·太宗本纪》有如下的评价："允文允武，内修政事，外勤讨伐，用兵如神，所向有功。"他可以说是一位功大于过的文韬武略的杰出君王。

穿过高高的凤凰楼的楼阁，就看见清宁宫了。有一个晚上，皇太极坐在宫内的东暖阁里面的火炕上处理政务。到了九点多钟（亥时），他被发现猝然死去。皇太极死前没有诉说不适，白天还"上御崇政殿"，处理政务。这一切都说明他没有患重病的迹象，皇太极的确是暴毙或猝死的，没有被谋害的迹象。根据《清史稿》的记录，皇太极是"端坐而崩"，无疾而终。

虽然御医没有为皇太极进行病理解剖，但以现代医学来看皇太极突然死亡的原因，死亡证书上应该会签上死因是猝死症。猝死症的定义是死者在事发前 6 小时还是处于正常的状态，而心脏突然停顿死去；事发时死者又没有遭受到暴力、创伤等各种意外事件。

猝死症的原因很多，多发生在青、壮年的人。死者大多数有心血管疾病，如心脏病［冠状动脉硬化症，急性心肌梗死，肥大性心肌病，心脏瓣膜疾病，心脏（室）纤维性颤动或心律失常等]，心肌发炎，而脑血管病有脑出血（俗称爆血管）、脑血管栓塞等等。这也包括一些遗传因素所致的先天血管畸形如动脉瘤在内。

根据满学专家阎崇年著作："皇太极脾气大，忒任性，高血压，患心

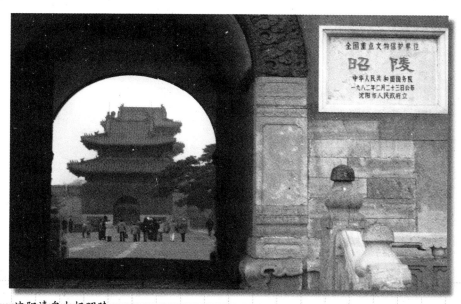

沈阳清皇太极昭陵　　　　　　　　　　　　　　　　　作者 摄

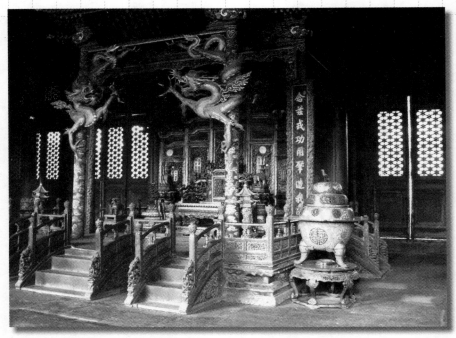

崇政殿（皇太极在此登基称帝）   作者 摄

脑血管病"，"皇太极是太爱生气，过于重情，不能制怒，也不能以理制情，自戕身体，过早死了。"我同意他所说皇太极的死因应该是心、脑血管疾病，如心脏病爆发或中风；至于猝死者是否因为有了脾气大、恣任性的性格，才会有心血管疾病，则不一定。有很多心脏病爆发或中风的人，是性格平和容易相处的人。而且《清史稿·太宗本纪一》有记载："上仪表奇伟"，相信皇太极是个胖子，而胖人最易患心血管病确是事实。

辽宁社会科学院历史所研究员陈涴女士曾参阅皇太极死前几年内有关健康状况的记载，发现他曾多次患病，崇德五年（1640），"圣躬违和"，曾到鞍山温泉疗养；六年，患鼻衄；七年十月，"圣躬违和"，实行大赦，显然病得不轻；十二月，又一次"圣躬违和"，以致停止出猎回宫；此后，崇德八年正月、三月、四月，连续发病。把这些情况和皇太极 4 个月后去世联系起来，可见他不是"无疾而终"了。从现代医学角度对此进行分析，结合当时他曾向朝鲜问医，求取竹沥这味药的情况看，从崇德五年（1640）起，皇太极的病况频频发生。他的健康状况的确是出了问题。

清朝历代的皇帝有一个共同点，就是勤于政务。相信皇帝们知道明朝之所以灭亡，原因是明朝出了"大懒惰虫"皇帝，如 30 年不上朝的神宗朱翊钧、熹宗朱由校，以及他们的日求长生之道，20 年不视朝政的老祖宗世宗朱厚熜。有鉴于这些不问朝政的昏庸君王的行为，清帝们以此为诫，以免重蹈覆辙，招致亡国之耻。

用"劳累一生"来形容皇太极的状况是不为过的。他"每天必须阅完奏章、不惜至深夜"的勤政精神，是历朝皇帝中少有的。可是皇太极的精神因此而长期处于紧张状态，外则四处出兵征服讨伐，内则应付宫廷斗争，这严重地损害了他的健康，最后积劳成疾，以至猝死，是不足为奇的。

对于皇太极的这种情况，个人认为他的死因有点像现今我们所说的过劳死。过劳死是一个在 1969 年出现的新医学名词，是和工作过劳，超过所能抵受限度，以及长期疲劳有关的猝死病症，主要原因是心脏病、中风（脑出血）以及巨大压力。死者是因为日以继夜不停工作，不注重休息，以致心力交瘁，过劳而死。在日本，近年来因工作过劳死向公司提出赔偿损失的诉讼案件也大有增加。

人遇到压力时，脑神经系统就会立刻出现一连串生理反应，也促使体内的肾上腺分泌激素（荷尔蒙），如肾上腺皮质类固醇等。这种牵一发而动全身的生理反应，好像在为人准备"作战"应付困难与变化。如果长期面临压力，使身体一直处于这样的紧张生理状态，久而久之，生理适应性就逐渐消失，严重影响健康，影响免疫系统以及对压力的适当反应，最终导致筋疲力尽，出现种种身心毛病如忧虑、忧郁、失眠、溃疡等精神、消化问题，以及心血管问题（高血压动脉硬化）了。

相信皇太极所患的不是什么古代人的特有疾病，而是我们时下所说的过劳死。他的猝死是因为长期压力，加上平时饮食不当，引起心血管病变，又不懂得调节自己的生活方式，没有适当医疗，结果身体再也支撑不住，就永远倒下去了。

古人过于劳累，死在任上的例子，不胜枚举。现今社会也存在很多过度勤劳的工作人士，工作时间长达 10 小时，周末无周休，甚至接近午夜还看到电邮飞来传去，好像要让别人知道他是个"忠于职守""热爱工作""尽责尽力"的卖命职员。这样的做法，也许是本身个性使然，也许是为了追求理想或更丰富的物质生活享受，或是为了在职场竞争，要博取上司好感来获得加薪升职等等。可是为此他们也付出昂贵的代价，损害身体，种下祸根，成为下一个"过劳死"的"候选人"！

猝死、暴毙、过劳死应该是敲响了对现代人的警钟！

顺治、同治都死于天花，
咸丰天花痊愈后成了麻子，
只有康熙命大，患天花
不死，因祸得福，有了
免疫力，终生不再患天花。

清王朝和天花

　　疾病是个不讲人情、不顾尊卑贫富、没大没小和没有道义的"家伙"。它敢于冒犯天威，触犯龙体。翻开历史，疾病影响人类历史、严重干扰一个王朝的事，比比皆是。一位权倾天下的皇帝，虽然掌握王朝的命运，以及赏罚生死大权，可一旦患上疾病，也可能龙御归天，而历史往往也由此改写。

　　读过弗雷德里克·卡特赖特（Frederick Fox Cartwright）和迈克尔·比会迪斯（Michael D. Biddiss）所著的《天国之花：瘟疫的文化史》（*Disease and History*），就知道过去一些疾病（尤其是传染病）是如何带来巨大灾难，引发历史大事的。

　　天花，一种目前几乎在地球绝迹的传染病，就曾经仗恃它本身的巨大杀伤力，把天子置之死地，甚至改变王朝的命运。清王朝就曾被天花

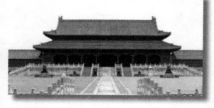

太和门

困扰了好几个世代。读历史的人都知道天花所带给清皇室的影响。

在清朝初期，由于南下入主中原的满族人缺乏对天花的免疫能力，再加上入关后，受到气候、水土的影响，以及和汉人来往增多，接触频繁，就很容易传染到天花。即使皇室也未能幸免，宫内人人自危，谈天花色变。《实录》有顺治帝因害怕传染上正在蒙古流行的天花，连续6年没有接见来自蒙古王公的记录。连没有出过痘的将士都不愿入关出征！

在清朝12位皇帝当中，有记载患上天花的皇帝就有4位。他们是第三任皇帝顺治（1638—1661）和第四任康熙（1654—1722）、第九任咸丰（1831—1861）和第十任同治（1856—1874）这两对父子。从康熙到同治，相隔百多年，也说明天花的确困扰了清王朝一段很长的时间。顺治、同治都死于天花，咸丰天花痊愈后成了麻子，只有康熙命大，患天花不死，因祸得福，有了免疫力，终生不再患天花。也是这个缘故，出入宫廷的德国传教士汤若望（1591—1666）支持皇太后的意见，定下他继承皇位，成为康熙帝。不过康熙也因出过天花，脸上留下出痘疤痕，是个麻子。但自此以后，康熙很少得病，能够以他充沛的精力，全心全意勤谨理政。加上他的雄才大略，在位61年的他，使大清王朝走向鼎盛。

贵为天子，康熙的确在公共卫生、预防医学方面作出贡献。他促使清政府在预防天花传染、蔓延的措施方面逐步走向系统化、制度化。太医院亦设立了痘诊科，广聘各处名医，在北京也设"查痘章京"这特别

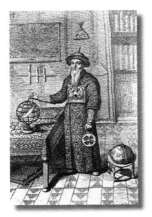

汤若望

任务职位，负责防治天花事宜。到了康熙朝代的中、后期，中国北方的天花势头开始减弱，同时南方传统的吹鼻种痘法也传到北方，带进宫廷。说起来，假如当时有世界公共卫生奖，康熙是应该获得这殊荣的！

天花（Smallpox），医学名词是 Variola，是一种传染性很强、病情险恶、蔓延很广、容易致命的病毒感染。传统医学叫它痘疮。它在古代有好多名称，如天行发班疮、疫疠疱疮、豌豆疮等。它是一种恶性传染病。对今天的人来说，天花是一个陌生的字眼；他们难以想象，天花当时是多么猖獗可怕，曾带给人类何等巨大的灾难。

国际卫生组织在 1980 年宣布，天花已经被消灭，在全球消失。虽然目前婴幼儿天花痘苗接种已经无需施行，但是人们还得提高警惕监察，以防零星病例出现，死灰复燃！一般人，尤其是医科学生，还有必要懂得鉴别相似的痘症，如病情较轻的水痘和天花的临床表现，以免误了大事！

这两者的分别，可参考下面的简表：

病征	天花	水痘
潜伏期	平均 12 天	13~17 天甚至 24 天
发烧	发烧 3~4 天出痘	发烧 1~2 天出痘
皮疹分布特点	离心性	向心性（躯干、头皮、手掌），足底稀少

皮疹布特点	痘 3 日出齐，再 3 日灌浆，过 3 日结痂	4 日结痂、痒，7、8 天痊愈
疮痘形色	初出时细小、坚实，深藏皮里、留疤痕、灌脓浆	位置肤浅、壁薄、含透明液、无疤痕
并发症	感染、败血症、肺炎、脑膜炎、骨髓炎等	较少见
类型	轻型、爆发型、出血型	

皇家有病知多少

　　关于同治皇帝的病患和死因，一些野史和电影改编故事，说他私自微服出宫，寻花问柳，导致身上长了疮。然而，除非医师有丰富临床经验，不然的话天花的痘疮和梅毒的杨梅疮是不容易分辨的。而且当时没有梅毒螺旋体检查、血清反应检测，甚至活体组织检查这些科学手段，难以确定诊断。所以连太医李立德也认为皇上患了梅毒，害得这可怜的少年天子，落得个嫖妓风流皇帝的臭名。不过清代皇帝的《脉案档簿》和《万岁爷进药底簿》中详细记录了同治十三年十月三十日得病至同年十二月初五死去前后 36 天的脉案、病情和用药情况，完全证明了皇帝最后是死于天花。

　　其实同治是得病后 5 个星期才死亡。一般而言，天花的死亡常发生在发病后 1 或 2 周内。同治似乎拖了很久才死去，难怪被怀疑染了梅毒。不过，一般人染上梅毒，皮疹多数会自动消退，只不过留下无穷后患。而皇上国师翁同龢的日记有记录：帝"头面皆灌浆饱满"，那应该是天花的脓疱在脸、手、脚的离心分布。加上有记录同治患痢，可能是皮肤继发细菌感染，而"脓已半盅，皆脓溃，色白而气腥"，导致败血症，那是凶兆，很快就会死亡。后来中医研究院和北京医院的专家教授在 1979 年重新审查历史档案，对同治皇帝的病情发展及用药情况进行了分析与研讨，大家的结论仍认为同治皇帝是死于天花。

中国古代帝王，
很少有患上癌症的记载。
难道古代帝王是不容易患上
癌症的？

皇家有病知多少

皇帝为什么少有患癌症的？

我曾经写过几位患癌而死的欧洲帝王：法国拿破仑一世、德国弗里
德里希三世（Frederick III），还有英国乔治六世。

他们的死因是经过剖尸、外科手术而获得确定的。

那中国的皇帝也有患癌症的记载吗？

中国古代帝王，很少有患上癌症的记载。难道古代帝王是不容易患
上癌症的？难道癌症是近数百年的新发现，新出现的病症？

中国古时候的史官，的确是有记录朝代更迭、帝皇功过以及帝王生
死的职责。不过，关于皇帝患病细节及死亡病因，相信不是他们要记载
的焦点。也许在古代，"癌"这个名词还没有出现？

说到癌症，早在 1170 年的宋朝，东轩居士就撰写过一本《卫济宝
书》，提到"癌"这个名词。但这个"癌"字并没有见于《康熙字典》等

传统典册。迟至1915年，"癌"字才正式出现在《辞源》和《中华大字典》中，解释"癌"是恶性肿瘤。

不过2001年《中华医史杂志》刊出陈启明著的《〈卫济宝书〉"癌病"考实》一文，他认为癌病"非今之恶性肿瘤，乃今无头疽中之'深部脓肿'"。

公元1264年，宋朝福建人杨士瀛著的《仁斋直指附遗方论》，相信是传统医学文献最先对癌的特征做出简明叙述的。它表明："癌者上高下深，岩穴之状"，并且指出它"毒根深藏"，最后会引起昏迷。这和现代医学的"癌"（Cancer）的特征和临床表现有点相似。Cancer这个医学名词来自拉丁文的Cancrum（螃蟹）。癌的特征是癌细胞异常失控，毫无规律地分裂生长，结果形成肿瘤。癌肿的血管犹如螃蟹的爪，从肿瘤向外四处伸展。如果属实，那么宋朝以前，"癌"这个概念是不存在的。

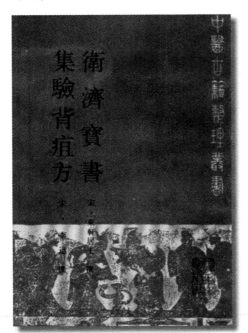

其实，要认识古人的所谓肿瘤是有难处的。这主要是因为描述肿瘤的名目很多，当然肿瘤分类也成问题。历代文献对其大如瘤的脓肿的称呼有痈、肿疡、瘿瘤、恶疮、瘤、岩、癌等十几种，也没有把肿瘤分为良性与恶性，脓肿、血（块）肿或真菌球的肿块等等。所以要探索研究古代人所说的肿瘤，是很不容易的。

癌症是可致命的恶性肿瘤，是近代所用的医学名词。在以前，组织病理学、细胞学、微生物学，甚至遗传学还在萌芽阶段。同时，诊断造影学还没有诞生，诊断手段受到诸多限制。很多疾病，尤其是处于早期的疾病，是很难诊断出来的。

所以，相信古代的人对于"癌"这个概念是没有认识的。史册没有出现某某帝王患上或死于癌的记录，也没有提过"癌"这个字，是可以理解的。或许偶然有文字记录到皇帝死前一些患病征象，但只凭这些征象症状，难以作出可靠的诊断。唯有从一些"蛛丝马迹"的文字资料，去推敲、揣测，做出最接近、最可能的间接诊断。

现代人患癌的发生率有增加是事实。概括的说，这可能是因为有了物理学、放射学等等的发现，大大帮助了科技的发展，加上显微镜及各种精密仪器的应用，使得诊疗更为精细准确，能够早日发现更多的肿瘤病例，因此发病率相应增加。同时现代人的生活方式如吸烟，不利的工作环境，以及长期接触到足以致癌的辐射、化学药物、空气、食水污染、掺有化学品的食品如添加剂、防腐剂、杀虫剂等等，都使得癌症的几率的确是增加了。

已经转移或扩散的癌症病征，是可能导致误诊误医的。例如华南地区有很多人患上颈疬，即出现在颈部皮肉间可扪的核块（瘰疬），是现代医学所说的淋巴结病。这些核块，可能是细菌感染如结核病、病毒感染等引起，但是也可能是鼻咽癌的癌细胞扩散到颈项的临床病征。记得上世纪，我曾读到一些刊登在报章或是张贴在路上的包医或专医颈疬的广

皇家有病知多少

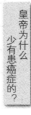

告，售卖秘方外敷药物或服用草药，这些或许对颈疬真是有效，却忽视了真正发生在鼻咽的病灶，结果是"治标不治本"！而且，传统医学的文献也没有鼻咽癌这个医学名词，可见当时对这种恶性肿瘤的认识有限！结果让轻信广告的人误了大事。

有时候，癌症原发病灶的病征不很明显，或是被误解忽略，待癌肿扩散到其他器官后，明显的症状出现，病人和医者才"惊醒"。例如，有人出现行动不灵、四肢无力、头痛等症状，还以为是中风、风邪，经过检查才发现是肺癌已经转移到脑部了。查问之下发现，病人可能有过几次咯血，但是以为是"热气"而不以为意！正如鼻咽癌，病人也许曾有过鼻衄或耳鸣等症状，却当作"热气"，把颈疬当作"风邪焮结"或"风热毒气：积聚成核"等，结果当癌细胞侵入骨骼或肺部后，就为时已晚了。

再说，内脏癌肿如胰、肝、结肠、卵巢等，当病势加深时，腹部会因蔓延而有腹水鼓胀，病征才明显出现。现代医学是以直接的诊断方法

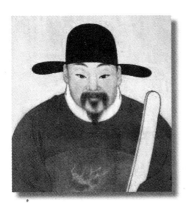

英宗朱祁镇

如造影、内窥镜、活组织检查、细胞组织学诊断来确定癌症，然后观察癌细胞的类型，做出临床分期，再施予相应的治疗。诊断不是通过间接方法来确定。

有文献记载，明朝第六位皇帝英宗朱祁镇（1427—1464）是得了石水病而亡；也有人说是脚气病！他真正的死因我们如今是难以考究了。不过，个人认为，他患

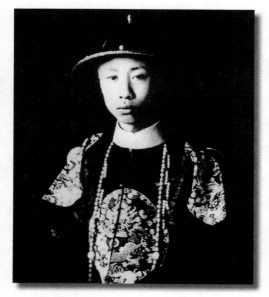

清朝末帝溥仪

脚气病的可能性是比较低的。

中国传统医籍如《内经》描述石水病病人"腹大如箕，腹大如瓮"，其实就是现代医学上的腹水。腹水症不是一种具体的病患，只是严重的临床征状。腹水的原因很多，鉴别诊断有肝脏硬化，甚至是心脏、肾脏病等等。就算是癌症，癌肿病灶也可能是肝、胰腺、卵巢、大肠癌症等。诊断出有腹水，并不意味着正确诊出病理！

如果明英宗是患上石水病而死，那么他究竟患的是什么病？如果真是癌症，以五百多年前的医学水平，是很难准确作出诊断的。

能够真正确定是因癌症而死的中国皇帝应该是清朝末代皇帝宣统爱新觉罗·溥仪（1906—1967），这位娃娃皇帝在位3年，1911辛亥革命清王朝被推翻后，经过"改造"，成为一介平民。

据知，早在1962年中，溥仪和李淑贤结婚后的两个星期，他就出现了尿血的症状。传统医师诊断他有"膀胱热"，开了一些药给他，也没有作进一步检验。两年后，周恩来总理得知溥仪尿血，要求有关部门对溥仪进行全面身体检查，才发现他患上了膀胱癌。做切除手术后几个月，

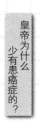
肿瘤已经蔓延至他的左肾，多次动过手术，也不见好转，后来又再转移到另外的肾脏，最后因肾衰竭死去。溥仪死于肾癌，死后庙号为恭宗，谥号愍皇帝，逊帝。骨灰安放在清西陵。

要康熙皇帝服用这些
用树皮磨成的 "西洋药"，
他当然很不放心，结果……

从康熙的疟疾谈起

　　清朝的康熙皇帝玄烨一生曾经患过两场可以致命的大病。他在年幼时得过天花，侥幸不死。后来在 40 岁那年又得了疟疾。

　　根据史册记载，当时皇上发高烧不退，服用了御用传统药物仍不奏效。幸好由法国国王路易十四派来传教的耶稣会教士洪若翰(Jeande Fontaney，1643—1710) 和刘应（Claude de Visdelou，1656—1737）献上带来的 "金鸡纳霜"（奎宁），从而治好了他的病。

　　其实治疗疟疾的金鸡纳霜（奎宁）是偶然间发现的。在 17 世纪，南美洲秘鲁的印第安人土著患了发高烧、寒颤病（其实是疟疾），为了解渴，他们跑去种满有毒的金鸡纳树（当时土人知道这种树皮有毒）旁的一潭死水去取水喝。奇迹似的，他们的高烧竟然消退了！后来金鸡纳树皮能医病的消息不胫而走。该地的耶稣会教士也领悟到可以从金鸡纳树皮中

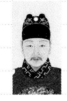

提取奎宁，治疗疟疾。这些都有记载在他们的笔记里。相信这种医疗法也从此被带入欧洲和法国，在耶稣会中世代相传。金鸡纳霜除了叫"奎宁"外，金鸡纳树的树皮，也称做"耶稣会树皮"。以金鸡纳霜治好康熙帝的疟疾的事情，被收录在另一位法国传教士、康熙帝的数学老师白晋（Joachim Bouvet，1656—1732）所写、1697 年在巴黎出版的《中国皇帝康熙传》（*Portrait histoique de l'empereur de la Chine*）里。

要康熙皇帝服用这些用树皮磨成的"西洋药"，他当然很不放心。结果还是身旁的四名大臣，深知《礼记》所说的"君饮药臣先尝"的道理，"自告奋勇"冒死服用。见他们没有出现不良反应，康熙皇帝才安心地把药吃下去！

说起来，疟疾（以前有人叫它蚊症，古代叫瘴气病，也叫瘴疟、脾寒、牝疟）是一种很古老的疾病。虽然金鸡纳树皮对发高烧、寒颤病（疟疾）有疗效这一事实，早在 17 世纪就已经被发现；但迟至 1880 年，才由外科医生阿方瑟·拉韦兰（Alphonse Laveran）在非洲阿尔及利亚利用显微镜，观察到疟疾病人血液里原来有疟原虫。

疟疾的病因是雌按蚊通过叮咬、吸血把疟原虫注入人体。在中国，从康熙到现在，疟疾已经有三百多年的历史。但查考历史记载，远在公元前 22— 前 17 世纪的殷商时代，中国已把"疟"字作为疾病记录在甲骨文和青铜器上，而战国末期已出现关于疟疾流行季节的记述。公元前 2— 前 1 世纪，中国最早的医书《素问》亦有对疟疾的详述及分类："疟有一日一发，二日一发，三日一发，有间一日，有上半日发，下半日发及日与夜各发者。有有汗，有无汗……"随后的医者如元朝朱震亨

（1281—1358），明朝王肯堂（1551—1622），清朝陈复正（1690—1751），都对疟疾有更详尽的记录。

　　翻阅其他国家的文献，疟疾还可以追溯到公元前 1600 年，当时印度的《吠陀经》已有记录疟疾这疾病；而公元前 500 年，希波克拉底也有关于疟疾的记载。

　　疟疾曾给人类造成许多巨大灾难，甚至成为影响人类历史进程的重要因素。历史上不乏因疟疾暴发而造成重大军事行动失败的记录。如《后汉书》就记载，汉光武帝的将军马援公元 44 年领军北返，将士就有"十之四五"死于瘴疫。

　　今人所知道的是，在海拔很高的地区，以及钢骨、混凝土建筑物密集、都市化的地区，不利于疟蚊的滋长，所以也不利于疟疾的传播。相比很多发达国家，疟疾对非洲造成的威胁更大。就算我们来自发达国家，由于可能会到疟疾流行的地区旅游或工作，同样有必要知道疟疾的常识和预防。

　　古人把疟疾分为三十多类。现代医学知道疟疾是由四类疟原虫引

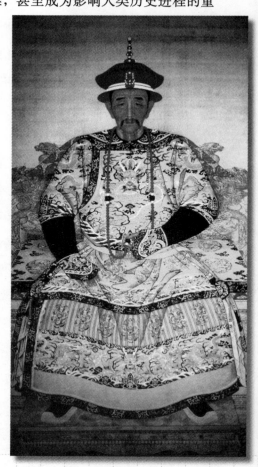

康熙

微图提供照片◎赵连山 摄

皇家有病
知多少

起，分别是恶性疟原虫、间日疟原虫、卵形疟原虫、三日疟原虫。这和《素问》的分类相差不远，也说明古人有敏锐的临床观察力。当蚊子去叮那些血液带有疟原虫的人，享用了一顿"鲜血大餐"，疟原虫就会在蚊子体内发育，成为孢子体，运行到它的唾液腺。然后蚊子（通常在夜间或黎明时分）再次叮人吸血，这样就把孢子体注入，在人的肝脏繁殖，传进红细胞。14周后，患者就会出现如间歇性发烧、寒颤、头痛、脾脏肿大、肌肉酸痛等症状。疟疾就这样传播开来！

疟疾是可以致命的！最可怕的是黑热病或黑尿热（Black water fever），是恶性疟原虫引起的溶血病。患者尿液排出有血红蛋白的"黑"尿，甚至引发肾衰竭。更严重的还会出血、休克、肝功能衰竭、脑疟疾、抽搐、昏迷。

值得留意的是：按蚊有别于伊蚊，前者传播的是疟原虫，引起疟疾；后者则传播登革病毒，引起骨痛热病及溢血症。

从19世纪开始，很多科学家潜心研究疟原虫的生活史以及疟疾的病理和治疗，也因此产生了好几位诺贝尔奖获得者。

疟疾至今还是那么难以应付。全球约有5亿多患者，每年死者超过100万。原因是疟原虫有很顽强的生命力，能够对药物产生抗药能力。最早的时候，人们使用奎宁——一种有毒的生物碱来治疗疟疾。不过奎宁有很多副作用，会危害患者以及孕妇的健康。后来在上世纪三四十年代，美国制造了一些较为安全的合成抗疟药物如氯喹等。

在中国，晋代医药学家葛洪（283—343）所著的《肘后备急方》，记录了一种草本药物青蒿。但迟至1971年，中国科学家才从黄花蒿中提取

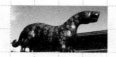

出青蒿素。它很快成为全球最主要的抗疟疾药物之一。可是在 2005 年，英国医学期刊《柳叶刀》（*The Lancet*）刊出一项研究报告指出，由于青蒿素的不当使用，虐原虫对它产生了抗药性。世界卫生组织在 2006 年 1 月要求制药公司终止上市和销售含有青蒿素的"单剂药"，防止疟原虫对它产生抗药性。

彻底消灭疾病，研究和制造出能够有效应付疟疾的疫苗，是科学家们一直认定的目标。早在 1983 年，他们已经首次成功克隆疟原虫的基因，这样可以找到导致抗药性的变种基因；到了 2002 年，科学家成功绘制出按蚊和疟原虫基因图谱，使世人看到了消灭疟疾的曙光。

根据医学杂志的报告："全球气候变暖以及厄尔尼诺现象增强所引起的温度和降雨变化，势必影响疟疾原有的分布格局。根据大气环流模型（GCM）预测，到了 2100 年，全球平均气温将升高 3~5 摄氏度，疟疾发病人数在热带地区会增加 2 倍，温带地区将增加 10 倍以上，像不久前印度洋海啸这样的自然灾害，更是引起疟疾大流行的突发危险因素。"

我们有理由相信，康熙
是因感冒引起其他病状而死，
实属自然死亡，
并非被下毒致死！

康熙死于流感？

　　很多人读过康熙皇帝患病的故事，知道他一生曾经患过两场足以致命的大病。年幼时他得过天花，侥幸不死。后来在 40 岁那年又得了疟疾。幸好获得来自法国国王路易十四派来传教的耶稣会教士洪若翰和刘应带来的"金鸡纳霜"（奎宁），服用后才把病治好。

　　其实康熙还得过其他的病。他中年以后，除了患过疟疾外，还有唇瘤、心悸等病，都为外国传教士所治愈。

　　根据阎崇年《正说清朝十二帝》（中华书局 2004 年）一书和史书记载，在康熙四十年（1708），康熙宣布废黜皇太子，说他宣布谕旨时，"且谕且泣，至于仆地"。他心情十分难过，悲伤万分，七天七夜不思寝食。由于过于伤心，后来得了中风，右手不能写字，只能用左手批阅折奏。

　　阎崇年在"百家讲坛"讲授《康熙大帝》时说道："在康熙皇帝晚年

的这些时光里，他的儿子们为了争夺皇位，不惜骨肉相残，他也两度废立太子，痛心不已，父子天伦已是奢求，更何况晚年半身不遂的苦痛伴随他直到生命的尽头。"所以康熙晚年半身不遂是事实。

这里，我们就康熙晚年的中风和半身不遂，从现代医学的角度来谈谈。

一般地说，中风是指因脑部脑血管血流中断，循环障碍受阻塞（缺血），如栓塞、血栓形成或是脑血管破裂出血，导致急性或突发性脑部细胞被破坏及死亡，失去操作功能。导致中风的高危因素有高龄、高血压（伴随动脉血管硬化）、高血糖（糖尿病）、高血脂、吸烟、心脏病（心律不齐，如心房纤维性颤动，也叫房颤；或是在发作 24 小时内复原的短暂性缺血发作，也叫小中风）等等。

关于上面所提到的高危因素，我们无从知道高龄的康熙有没有高血压（及动脉血管硬化）、高血糖（糖尿病）、高血脂。那个年代没有科学检查血糖、血脂和量血压的技术，也没有明确记载短暂性缺血发作的症状（眩晕、言语不清、肢体麻木、一侧无力、头痛、舌麻、唇麻、嘴歪眼斜等等）。但可以肯定的是康熙不饮酒，尤恶吸烟，曾传旨禁天下吸烟。这可以从大学士蒋陈锡为康熙皇帝不饮酒、不吸烟而作的诗看出来："碧碗琼浆潋滟开，肆筵先已戒深杯。瑶池宴罢云屏敞，不许人间烟火来。"

康熙"中风，右手不能写字，用左手批阅折奏"，他的半身不遂或右偏瘫，不知道是否属于较为轻微的轻偏瘫或轻度侧不全麻痹？古书也没有记载他是否连右脚也瘫痪，不能行动，甚至语句不清。若真如此的话，那就是严重的偏瘫了！

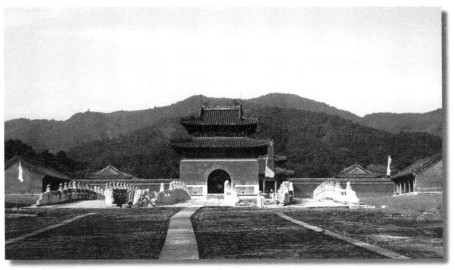

河北遵化清东陵康熙景陵   作者 摄

　　那么，究竟康熙中风是否有其他起因？有书称："康熙沉入深痛中，心脏弱，跳得很快，卧病几死。"

　　基于上述有限的资料，我们可以作大胆推理：康熙是先有心脏病及心律不齐，使得他有心脏"跳得很快，卧病几死"（心悸）的难受感觉。心律不齐常见于心房纤维性颤动（房颤）。

　　房颤是指心跳快速和不规律。由于心房颤动，心肌在一舒一压的时候，未能有效地把血液泵出，影响血流输出身体各部分，使患者心悸。导致房颤的原因也很多，包括高血压、糖尿病、心脏病和先天性心脏病、心瓣畸形、睡眠呼吸暂停症及甲状腺疾病等等，有必要找医生详细诊断，找出病因来对症下药。

可以相信康熙中风是因房颤心悸引起。要知道当患者心脏未能有效地把血液泵出时，在心脏里面的血液会因此凝结成血块（血栓），一旦泵出心脏外，流入脑血管，造成栓塞，就导致中风了。

　　康熙又是如何死去？是不是又一次脑血管大栓塞，严重中风而亡？还是有别的原因？民间盛传康熙是被皇四子雍正以参汤毒死，此语不可尽信。

　　不过也难怪民间有这种想法。康熙生有 35 个皇子，人人都想当皇帝，所以皇子们也各怀鬼胎，勾心斗角，各组成小集团，尔诈我虞。这些宫廷惨祸、历史悲剧不断重演。我前面已说过：当皇帝是"高风险行业"！

　　清朝官史记载，康熙帝临终前几天，只不过是宣称"偶感风寒"，并没有处于病危阶段，也未闻发出过任何龙体不豫，"病危告急"通知。清史研究者，也是清室后裔金恒源说，康熙对自己的病情"不够重视"，最低限度反映出开始生病时，情况并不严重。有人认为，康熙本无致命疾病，但自二废太子后，"在刺激打击下，精神崩溃，终于卧床不起，并引发高烧"。其实，他可能是因感冒引起其他病状而死亡，实属正常。

　　我认为，我们忽略了"终于卧床不起，并引发高烧"这些看似无关紧要，实则很关键的字句。我们有理由相信，康熙是因感冒引起其他病状而死，实属自然死亡，并非被下毒致死！

　　康熙是在康熙六十一年（1722）十一月十三日死去。这个时候正好秋末冬初，是季节性流行性感冒病毒猖獗的时期。最容易受袭的对象是老和幼，尤以 65 岁以上的老人和两岁以下的幼童风险为高。根据统计，全球每年就有 300~500 万人受感染，其中 25~50 万人因并发症死去。根

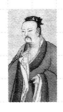

据美国的疾病控制与预防中心的统计，每年就有 20 万人因流感留医，3 万多人因并发症死亡。死者以 65 岁以上的人为最多。而慢性病病人，无论何种年龄，都属高危病人。

流感的病势可以急骤恶化。有慢性心脏病、半身不遂、68 岁风烛残年的康熙开始时不以为意，后来发高烧，有了并发症（如常见的肺炎），结果病况急转直下，龙驭上宾了！

关于嘉庆的死因，向来说法不一。宫廷的说法是因病而死。但因为嘉庆死在雷电交加的晚上，就有传闻说他是遭雷殛而死。

皇家有病知多少

嘉庆死于高血压

河北避暑山庄，距离北京 230 公里，又名承德离宫或热河行宫，是清代皇帝夏天去避暑和处理政务的场所。但是竟然有两个皇帝是死在这避暑山庄内，即清朝第 7 任皇帝嘉庆（1760—1820）和他的孙子，第 9 任皇帝咸丰帝（1831—1861）。

嘉庆帝颙（永）琰，是乾隆皇的 15 皇子。关于嘉庆的死因，向来说法不一。宫廷的说法是因病而死。但因为嘉庆死在雷电交加的晚上，就有传闻说他是遭雷殛而死。

嘉庆突然病故的前一日，他先到城隍庙烧香，然后又去永佑宫行礼，沿途疲劳，天气暑热，再加上已 61 岁高龄的嘉庆帝身体比较肥胖（身体丰腴），翌日驾崩，很可能是得了心血管病或是脑出血而猝死。既然皇帝疲累，应当在寝宫休息，而遭雷殛而死的说法，不可尽信。

史书中有关历代帝王的死亡，多数没有详细记录，只是说圣上因病而死。不过在司马哲编著的《细说清朝十二帝》就描述了有关嘉庆帝去世前夕的情形。这里有一段："到了晚上，才觉得十分难受，痰气上涌，平卧是更厉害，只得半坐半卧挨过一夜，特别难熬。"隔天"脸孔显得苍白浮肿，不断的痰涌影响呼吸畅通，身体非常虚弱，说话极其困难，断断续续。"谁都没有想到问题的严重性，连嘉庆本人也以为只是一般病症，等到了下午，病势突变，痰涌堵塞气管，呼吸更加困难，已经无法说话。

我们凭着这些资料为嘉庆作诊断，可知他分明是有了高血压。当时的医学知识，对高血压是一无所知，更别说降血压治疗，惟有让高血压继续拖延、发展下去。长期的高血压使得嘉庆的心脏、心肌逐渐肥大、受损无力，逐渐演变成高血压性心脏病，待病情进一步严重，就进入心脏衰竭状态了。

高血压的诊断方法其实十分简单容易，只要用血压计去测量就知。可惜当时人们还不知高血压、血压计为何物！迟至1880年，才由德国医生 Samuel von Basch（1837—1905）发明了血压计。

患上高血压的人在开始或中期全无感觉和症状（有些没有头晕、头疼），身体却在不知不觉间受到严重损害，所以高血压也叫做无声杀手。到了中、晚期，病人才出现心脏功能不全、心律失常的症状。首先是在劳累时出现症状，后来连轻微体力劳动时也会有气短，呼吸急速、困难。尤其是在晚上，睡到半夜，因为平卧姿势使得病人横膈膜升起，双肺受压，影响呼吸不畅，加上心脏无力把回流的血液泵出体外，使肺部充血，

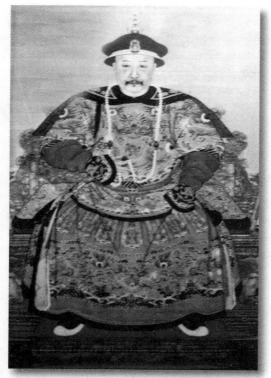

嘉庆

微图提供照片◎文吉 摄

加重呼吸困难而憋醒。同时病人亦伴有咳嗽、咳痰（因为肺充血，也会有粉红色泡沫样痰）等症状而被迫坐起来。经过一段时间后，肺充血减少，呼吸困难也逐渐平息，才能再入睡。临床诊断是急性肺水肿。这也解释了嘉庆帝会"到了晚上，觉得十分难受，痰气上涌，平卧是更厉害，只得半坐半卧挨过一夜，特别难熬，脸孔显得苍白浮肿和不断的痰涌，影响呼吸畅通"的原因。

高血压性心脏病导致急性肺水肿，属于内科医学的紧急病症。病人有了这些病征，得马上找医生抢救，刻不容缓，需要注射利尿剂，将身体内尤其是肺部所瘀积的水分排出，同时使用适当的药物治疗心脏衰竭。

高血压不是一种古代人的病，它同样也是文明社会人类的病，数百年来，这无声杀手不知要了多少人的性命。

高血压病其实是影响到全身血管病变的心血管病。病者因为长期血压持续升高，导致全身小动脉硬化，狭窄，从而影响组织器官的血液供应，造成很多严重后果，出现高血压并发症。在所有的并发症中，以心、脑、肾的损害最为显著严重。例如脑血管破裂——脑出血（中风），严重的会暴毙、昏迷。即使不死，也大多会致残，如半身不遂（偏瘫）等，后患无穷。

上面已经讲过，嘉庆有了高血压而不知，又没有治疗，长此下去，会导致心肌（左心室）肥厚、心绞痛，以及心肌梗死的主要危险。当病势演变成心脏衰竭时，急性肺水肿就产生了。

而高血压导致肾动脉硬化，肾脏就会受到损害，引起肾衰竭，迅速发展为尿毒症。

同样的原因，因为血管的病理变化，血管狭窄，血流不通畅，腿部肌肉缺氧，就会出现走了一段路后就小腿肌肉疼痛，要停下来休息一会再走。医学上称之为间歇性跛行。若个人有了这种征象出现，就得尽早去检查身体。

较少见但非常严重，有生命危险的并发症为主动脉瘤。这种动脉瘤因为血管壁硬化薄弱，随时会有破裂或爆裂的风险。溢出的血流入心包或胸膜腔，导致猝死。

由于古代还没有高血压这概念，所以史册也没有帝王因高血压致命的记载。也许唐太宗的中风和瘫痪就是因高血压而导致，虽然他后来死于误服金丹。1643年清朝皇太极在沈阳皇宫东暖阁寝宫猝然中风而亡，相信也是因为高血压所导致。

我相信高血压这种病已经存在很久。也许当时不叫高血压而叫晕眩；不叫脑出血或心脏病爆发而叫暴厥、僵仆、卒倒；所以我们无从知道高血压是何时才有的。

　　至今，医学界还在寻求高血压更理想的预防与治疗方法。无论如何，预防疾病胜于治疗，我们要注意定期检查血压，要有健康的生活方式，提高警惕，尤其是有了上面的症状，得赶快去检查血压，尽早治疗！

对于光绪的死亡原因，
历来有很多揣测和说法，
有人说他是病死，
属自然死亡；有人却说
他是被谋害下毒而死。

光绪死于砒霜中毒

去年（2008 年）11 月初，多家报章报道在北京召开了"清光绪皇帝死因"研究报告会，在光绪（1871—1908）的百年忌辰来临之前，公布备受争议的光绪死亡原因。他在 1908 年 11 月 14 日，死于急性胃肠性砒霜中毒。

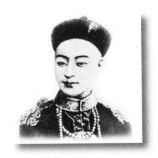

光绪帝

对于光绪的死亡原因，历来有很多揣测和说法，有人说他是病死，属自然死亡；有人却说他是被谋害下毒而死。总之，众说纷纭，难下定论（参阅阎崇年著《正说清朝十二帝》，中华书局 2005 年）。不久之前，我读过著名清史专家、中国人民大学清史研究院院长陈桦教授所著的《光绪之死大揭秘》一书，里面就详细列举了关于光绪死因的一些重要资料及文献。

报告会公布的结论，是研究组经过多年探索的结果。他们使用最先进的科学方法，如"中子活化"、"X射线荧光分析"、"原子荧光光谱法"等现代专业技术手段，检测光绪的遗骨、衣服、头发等，发现里面的砷含量高出正常数百倍。这些最先进的科学方法，发挥它的最大功效，获得一个结论——光绪是死于砒霜中毒。

但随之而来的问题，扑朔迷离，耐人寻味。由于当时掌握实权的慈禧皇太后是在光绪死去约22小时后跟着去世（1908年11月15日），这使得案件疑云重重，尤其是早在光绪死亡前4年，已有人预言光绪会先慈禧而死。清朝恽毓鼎所著《崇陵传信录》中的记述："太后怒曰：'我不能先尔死'"，更引起史学家进一步去探讨，谁是谋害光绪的真凶？又为什么要这样做？背后究竟有何阴谋？

光绪是否因喝了大量砒霜而急性中毒身亡，还是他一直以来都有在知情或是不知情下服用过砒霜，如雄黄（二硫化二砷），而先有了慢性砒霜中毒？

研究员以法医般的探查思维及手段，检验出光绪的头发的含砷量是慢性砷中毒者的66倍，不像是慢性砷中毒。但究竟光绪是本来已经有了慢性中毒现象，还是后来因急性中毒而死，则不得而知。

种种证据与迹象显示，光绪体内，尤其是胃部，含有大量的三氧化二砷（砒霜成分）。从光绪尸体的衣物含砷量来看，他的里层衣物，特别是胃区部分，含砷量大大高于外层，间接证明光绪的尸体胃部有大量砒霜，后来因胃部腹壁腐烂，毒液溢出，沾染裹尸衣物，佐证了光绪曾服

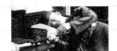

用过这剧毒而死。

根据记载，光绪"辄不愿饮，十剂中仅服一二剂……"，所以他不轻易吃药，或是讨厌吃药。究竟光绪是否知道给他喝的酸奶含有无色无味砒霜毒药，而自愿喝下毒液？还是被强迫灌下毒液？［参阅《启功口述历史》："是老佛爷（慈禧）赏给万岁爷（光绪）的塌喇（酸奶）。"］服毒到死亡这段时间相距多久？有可靠医案记录他服毒后的症状吗？

清朝最后一个皇帝溥仪的自传《我的前半生》，记载了老太监李长安的一番话："光绪在死的前一天还是好好的，只是用了一剂药就坏了。"有些材料记载，光绪死前的一两天，并没有重病的迹象。

研究光绪死因的学者，自然会参阅光绪的各种健康状况记录。但是这些医案、脉案的可信度如何？

1898年慈禧发动戊戌政变使百日维新运动失败后，光绪被幽禁在瀛台。名医陈莲舫被召入京替光绪看病，但不得问病，只由太后代述病状。陈莲舫"未知脉象，虚以手按之而已"，害得他告老称病回乡！慈禧皇太后也曾命令太医依照她所说记录在案，写出假脉案，制造皇帝患病的假象，且描述得病情严重，让人认为光绪是因病而自然死亡。相信这背后有莫大的宫廷政治阴谋。

所以清朝名医屈桂庭在他写的《诊治光绪皇帝秘记》中记载，光绪在"死前3天，曾在床上乱滚……肚子疼得不得了……脸颊发黑，舌头又黄又黑……"这段记录是否可靠？对照上面老太监李长安的一番话"光绪在死的前一天还是好好的"，以及《方家园杂咏纪事》所载，在大变之前两天，"尚见皇上步游水滨，意志活泼"，显然几种说法是互相矛盾的。

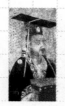

　　虽然皇帝生前的确身体并非健康，但据光绪帝的御医诊断，和他驾崩当天发出的谕旨，说自己"不豫……阴阳两亏，标本兼病，胸满胃逆，腰腿酸痛，饮食减少，转动则气壅咳喘，益以麻冷发热等症，夜不能寐，精神困惫。"但是去世前几个小时，他有精神去发出谕旨吗？所以谕旨所讲的病况，就不可靠了，可能是出于旁人之手。

　　处在今天，如果医生在医疗记录中做手脚，造假，涂改，增添，删除，肯定会被医学理事会检举除名，不得行医。

　　其实光绪多年来健康欠佳，都是出于精神上的问题。他可能是由于长期精神压力大，情绪受困扰，加上囚禁孤独、压抑忧郁，导致身体出现问题。这是现代医学所说的"心身疾病"。这些精神心理因素会诱发官能、躯体功能种种毛病，使人周身不适，如高血压、溃疡病、神经性呕吐、偏头痛、肠胃不适、心悸、失眠等等。至于有研究者说光绪患有"痨瘵（肺结核），病入膏肓，脏腑皆已坏死"，我不知道它和现代医学的术语"坏死"是否相同，还是指器官功能衰竭？可惜当时的医学水平还没有造影技术，脏腑是否真的坏死，我们不得而知。

　　传统文献提到砒霜其"性猛如貔，故名砒"，是"大毒之物，误食必死"。药物如信石、枯痔散等都含有大量的砒霜。根据医科教科书，砒霜进入人体内后，排出体外的过程相当缓慢。急性中毒的症状有呕吐，脸部浮肿，眼结膜出血，淘米水样或出血性腹泻，蛋白尿，血尿，眩晕，头痛昏睡，惊厥，休克，以至死亡。究竟光绪死前有没有这些症状，没有可靠医案记录。

　　光绪有慢性砷中毒现象吗？比较明显的症状包括皮肤出现深浅不一

的斑点，有脱皮现象，指甲出现横线纹，口部发炎，手掌、脚板、身躯会长出"鸡眼"，皮肤也会发痒变厚，有灼热感觉。这些都是很容易观察得到的，可是医案却没有这样的记录可寻。

但是种种证据，加上先进的科学方法检验的结果，均表明光绪是死于急性砒霜中毒。

从医学观点来看，人们也
害怕奶妈的乳汁会带有细菌、
艾滋病病毒、乙肝病毒等，
谈"奶"色变。

乳母也封爵

顾名思义，乳母也叫奶娘、奶妈，就是用自己的乳汁去喂养他人婴儿的妇女。孩子需要乳母的原因很多，如母亲生产后不幸去世，或是母亲患上重病、动过大手术未能哺乳，甚至是多胞胎，没有足够的乳汁哺养等等。在外国，乳母也叫 Wet nurse。 在某些社会，能够聘雇乳母来喂养，让婴儿有自己的乳母，是权贵们、富贵人家、皇室成员或有社会地位身份的标志。

前人是没有用奶粉来哺婴这回事的。奶粉在 19 世纪初才出现，是根据俄国医生克里乔斯基（Osip Krichevsky）的构思而制成。在以前，要有外源的奶水，只好由乳母供应！

我们这里谈谈乳母。在很多人心目中，乳母是卑微、微不足道的"职业"，是很容易被遗忘的人！难道乳母就真的永远没有出头的日子和机会，

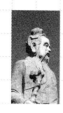

要寂寂无闻的生活下去？其实不然。我查阅过古代很多有关乳母的事迹，值得写下来和大家分享。

前面我谈过有关明熹宗乳母客氏的故事。客氏被明熹宗册封为"奉圣夫人"。朱由校出生后，生母王选侍没有奶水喂养，客氏被选入皇宫做他的奶妈。朱由校就是吃她的乳汁长大的。有奶便是娘，对朱由校来说，客氏对他是有哺养之恩的，乳母就亲如他亲娘。两人的年龄差距18年。从心理上，朱由校从小就依附她，甚至敬畏她如母。故此朱由校登基后就册封他的乳母。

朱由校当上皇帝，作为一个乳母的客氏，受到的恩宠隆遇是前所未有的。每逢客氏生日，皇帝必亲自去为她祝寿。基于此，客氏每次出行，其排场都不亚于皇帝。她出宫入宫，必定是清尘除道，香烟缭绕，只闻"老祖太太千岁"之声，响彻云霄。

可惜客氏对此犹不知足，凭着皇帝的宠爱，她恃宠凌人，排除异己。她的第一步，就是要先铲除皇上老爸光宗朱常洛所亲信的宦官——一位受士大夫称道的司礼监秉笔太监王安。她还连同太监魏忠贤假传圣旨，将有身孕的裕妃幽禁，赶走她的宫女，断绝她的饮食，结果使裕妃活活饿死在宫中，实在恶毒之至。她和魏忠贤勾结，策划种种阴谋，把持朝政十多年，坏事做尽，加速了明朝的衰亡。

乳母受爵册封，并不是始于乳母客氏。查阅史料，历朝历代皆有此事。早在汉朝，东汉安帝刘祜（94—125）封乳母王圣"野王君"。她扰乱朝政，母女俩（女伯荣封为中使）"和宦官江京、李闰等勾结，诽谤太后邓绥，打击太后的家族，煽动内外，任性而为，曾逼得向安帝上疏谏议，批评朝政的宰相杨震服毒自杀，最后把太子刘保（后来的顺帝）也废了。"（太子本身的乳母王男被王圣诬告密谋叛变夺权而杀害。）

继位的安帝独子顺帝刘保（115—144）不知前车之鉴，也册封曾参与迎立的乳母宋娥为"山阳君"；后来的汉灵帝刘宏（156—189）册封他的乳母赵娆为"平氏君"。难怪东汉"士大夫反对皇帝爵封乳母，如分割土地、建立封国等。他们除了认为乳母出身卑贱之外，又包含了男性官僚对女性参与政治的嫌恶与恐惧，所谓'专政在阴'将引起山崩地震等灾异"。史料的"专政在阴"是说当时京都发生地裂，汉顺帝召集三公九卿等商讨对策，大臣李固禀告主上，举出先皇安帝破坏传统的典章制度，赐给乳母王圣封爵，使王圣得以兴风作浪，竟至改变皇太子的继承地位，因而皇上陷于危境，劝告陛下应该谋求实行善政。

到了唐代，皇帝、太子乳母的爵赏实现了制度化，一般封以"夫人"邑号，封赏对象逐渐扩大。随着儒家礼法的逐渐下移，唐朝士人已基本接受了为乳母服丧。封赏乳母的制度表明，礼敬乳母在唐代已成为一种主流的价值观念（参阅北京中国社科院刘琴丽《论唐代乳母角色地位的新发展》，刊于 2009 年 11 期《兰州学刊》）。唐朝册封奶妈的还有中宗李显（656—710），他在 705 年册封乳母于氏为"平恩郡夫人"，710 年册封奶妈高氏为"修国夫人"。封爵之失，始自于此。而继位的弟弟睿宗李旦（662—716）也册封他的儿子，后来的唐玄宗李隆基（685—762）封其乳母蒋氏为"吴国夫人"，封莫氏为"燕国夫人"。《旧唐书》有记载：唐朝末代皇帝哀帝李柷（892—908）在 905 年九月，内出宣旨："奶婆杨氏，可赐号昭仪；奶婆王氏，可封郡夫人；第二奶婆王氏，先帝已封郡夫人，今准杨氏例改封。"

至于元朝，元世祖忽必烈（1215—1294）封皇子燕王的乳母赵氏"豳国夫人"，封她的丈夫巩性禄"性育公"。元成宗铁穆耳（1265—1307）封奶妈的丈夫"寿国公"。元仁宗爱育黎拔力八达（1285—1320）封奶妈的丈夫杨性荣"云国公"。元英宗硕德八剌（1303—1323）封奶妈忽秃台"定襄郡夫人"，封她的丈夫阿来"定襄郡王"。可谓"夫凭妻贵"！

　　到了明朝，明成祖朱棣（1360—1424）封奶妈冯氏"保重贤顺夫人"，等等。

　　清代也有赠乳母"夫人"封号的做法。顺治帝乳母朴氏封奉圣夫人，李佳氏封佑圣夫人，叶赫勒氏封佐圣夫人。康熙的乳母瓜尔佳氏封保圣夫人。她们的坟墓修筑在该皇帝陵寝附近。在遵化清东陵风水墙外，就有4座乳母墓，她们的丈夫也获谥号和世职。

　　从上面的资料，可以看出乳母的地位是相当崇高的。我想，主要原因是皇帝喝着乳母的奶汁长大，乳母对他们有哺育之恩，加上"母子"长期相处一起，从小得到体贴入微、无微不至的照顾，这些"肌肤接触"以及呵护备至的照料，加深了"母子"间的感情及依赖。待登位后，皇帝就会感恩图报，提高乳母地位，对其封赏进爵，也是不稀奇的事。正如有一套粤语片叫《生娘唔（不）大，养娘大》！

　　时至今日，乳母这"行业"已经是没落消失的行业。从医学观点来看，人们也害怕奶妈的乳汁会带有细菌、艾滋病病毒、乙肝病毒和B族链型细菌，以及含污染物质如农药、重金属等，谈"奶"色变。所以，在昔日某些社会，认为雇得起保姆，买得起名牌奶粉，才显得出社会地位的思想，此情不再了！

这两位皇帝跌落水里，
没有淹死，可属万幸。
可是，他俩获救后，
是否就此龙体无恙，
可以终其天年？

差点淹死的帝王

今天要谈谈跌进水里，差点淹死（溺毙）的帝王。

先弄清楚名词的定义。根据汉语词典，溺水是指"被水淹死"，相当于 Drowning 这个医学名词，指的是溺毙或因溺水而死去。至于沉在水里或浸在水里面而侥幸获救，大难不死者，医学上临床诊断，一般是用 Near drowning（没水，读 mo）这名词。这里就用"没水"来与"溺水"（或淹死）作为区别讨论。

历史事件的发生有时候很偶然，但也会很巧合。明朝就有两位皇帝掉进水里，差点被淹死！不过最后还是难逃劫数，英年早逝！他们就是明武宗朱厚照和明熹宗朱由校。

根据历史记载，明武宗朱厚照是在正德十五年（1520）九月十五日，在南巡途中于清江浦（江苏清江市淮安）垂钓，不慎落水受寒，虽有御医施救，仍是龙体难愈，身体每况愈下（《明史·武宗本纪》："渔于积水池，舟覆，救免，遂不豫"）。次年三月（6个月后），武宗病死于豹房。

清江浦是武宗跌落水里的地方，《明武宗外纪》对此记载较详："舟覆溺焉，左右大恐，争入水掖之出，自是遂不豫。"后来地方官员称这个地方为"跃龙池"，门外之桥称为"跃龙桥"，目前是江苏省淮安市一座旅游综合性公园，叫楚秀园，成为知名的旅游景点。

至于熹宗，他是在天启五年（1625）八月，去深水处泛小舟荡漾，被一阵狂风刮翻了船，差点被淹死，经过这次惊吓，身体每况愈下，在天启七年八月（两年后）驾崩。

熹宗覆舟之事，记录在《甲申朝事小记》：

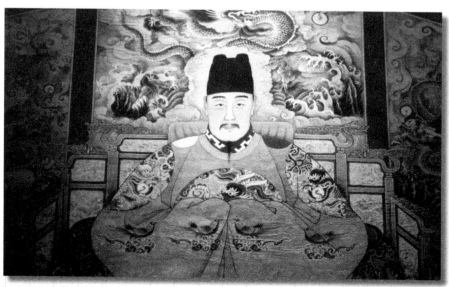

明武宗朱厚照

微图提供照片◎晓舟 摄

皇家有病知多少

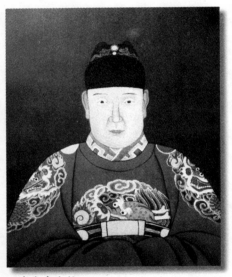

明熹宗朱由校　　　　　作者 摄

熹庙五年五月十八日，祭方泽坛回，即幸西苑，与客氏乘舟，饮酒乐甚。上身自刺船，二内臣佐之，随波荡漾……倏忽大风陡作，舟覆，上与二内臣俱坠水底。两岸惊呼，从者俱无人色。内官谈敬急奔入水，负帝以内。二臣已毙于水……

熹宗朱由校跌落水里获救之后，身体状况一天比一天差。虽然多方医治，却不见奏效。后来有大臣进献仙药叫灵露饮，熹宗饮用后，便日日服用。过了几个月后，得了臌胀病，浑身水肿，卧床不起，八月病死。此时距离他即幸西苑翻船坠水获救，才二十四个月。熹宗终其一生，在位七年，《明史·熹宗本纪》对他的评价是："妇寺窃权，滥赏淫刑，忠良惨祸，亿兆离心，虽欲不亡，何可得哉？"

这两位皇帝跌落水里，没有淹死，可属万幸。可是，他俩获救后，是否就此龙体无恙，可以终其天年？"大难不死，必有后福"这说法是真的吗？可惜他们获救几个月后就死去，是否因为别的原因病死，还是和溺水的后遗症有关，是值得探讨的问题。

这里就借题发挥，谈谈溺水的一些问题，以及溺水获救、大难不死的后遗问题。为什么获救后身体还出现问题？还会有"入水掖之出，自是遂不豫"，身体每况愈下，以至龙驭归天？

人淹没在水里或其他液体中，如果时间过久，会导致生理、病理变化而死于急性窒息缺氧。就算侥幸获救，也会有后遗症。有些没水案例，他们的器官（如脑、心、肺）受到严重破坏，引起如脑水肿，缺氧性脑病（脑损伤），瘫痪，吸入性肺炎，以及肺损伤，使得肺泡不能分泌表面活性物质。肺表面活性物质的生理作用是使肺部扩张，吸入空气（氧气）。没有了这种物质，肺部就有如一个不能够充满足够气体，不能够完全膨胀的气球，就会出现肺膨胀不全及肺萎缩等慢性肺病，最终因呼吸系统衰竭而丧命！

可惜的是，没有史料记载武宗和熹宗获救后更多详细情况，他们是否如常上朝问政？从明武宗"救免，遂不豫"，明熹宗"多方医治，不见奏效"来推断，他们是没有获得及时抢救，导致肺部受损，引发肺部后遗症的可能性是很高的。他们最终都因为肺部严重损伤，呼吸功能衰竭而龙驭上宾了！（我不清楚所说到的"落水受寒"是否有包括肺病并发？）

人无论淹没在淡水或海水中，如果没有及时抢救，最终结果都会导致死亡。但理论上，这两类溺毙的死亡机制是有所不同的。有大约20%的人是死于干式溺水。解剖观察发现，死者的肺并没有水。原因是人在没入水里后，呼吸道受到水的刺激，会反射性地作出迅速反应，令咽喉肌肉强烈收缩（痉挛），导致急性缺氧。这是一种生理反应。

至于吸入性溺毙，则是指肺部吸入了淡水或海水。两者的渗透压有所差异。淡水会从肺部迅速渗透到血液循环系统，使血容量激增（两倍），心脏负荷因此也加重，导致溺水者急性心力衰竭及肺水肿，血电解质紊

277

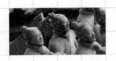

乱以至心室纤维性颤动，红细胞"入水"后膨胀破裂，引起溶血症。相反的，流入肺部的高渗性的海水，会把循环系统的血液转移到肺泡内，造成严重肺水肿及血液浓缩，血容量下降，也会引起缺氧、血压下降，导致心力衰竭而死亡。

其实没水获救后，身体是否有后遗症，关键取决于人在水里面的时间长短。如果能够马上从水里拉出来，及时抢救，身体还没有出现因缺氧导致的生理变化，过后应该是没事的。如果发觉太迟，抢救太迟，身体状况有了生理病理变化，那就要看损害程度了！

可惜当时没有对他
进行尸体解剖，所以晋景公
的死因，只能成为"悬案"！

被淹死的帝王

这里谈谈跌入水里而淹死的帝王。

很多人认为，贵为九五之尊的帝王，一定有近身随从、侍卫时时刻
刻随行在侧，哪里会坠落水里而丢了性命，实在是匪夷所思！不过我翻
阅过一些资料，知道历史上的确有帝王被淹死的记载。

周昭王姬瑕

《左传》等史册有记载帝王淹死的史实。周朝的第
四代帝王姓姬名瑕，《史记》称他周昭王。他的生卒年
不详，父亲是康王姬钊。康王死后就由昭王姬瑕继位，
在位时间长达 19 年。昭王十九年（约公元前 972 年），
姬瑕御驾亲征，统帅六师军队南攻楚国，结果兵败，全

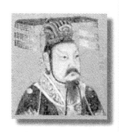

周昭王

军覆没。当时昭王率领的军队，所到之处，烧杀掠夺，扰害百姓，人人恨之入骨。当昭王渡河行至江中时，被船民设计，船毁人坠，相信他不谙水性，就此活活淹死于汉水之滨。周昭王葬在河南少室山（登封县嵩山）。

"小明王"韩林儿

历史上和周昭王有相似命运的是一位有名无实，从来没有治国的"帝王"小明王韩林儿，他也是行至江中，船毁坠水而死。

最近我到安徽亳（bo）州旅游，讲解员就有提到小明王的故事。

原来在元朝末年，明太祖朱元璋还没有登上皇帝宝座之前，曾有红巾军在 1351 年发动起义，对抗元朝。其中一名领袖韩山童惨被杀害，同党刘福通等人就迎接韩山童的儿子韩林儿到亳州，奉立为帝，称小明王。国号大宋，年号龙凤，以亳州为都城。不过刘福通本身却掌握大权。

在 1366 年，朱元璋派人迎接在滁（chu）州的韩林儿南下到应天（今江苏南京），途中在渡过长江时，韩林儿所乘船只被人凿沉，坠江身亡。此事记载在《明史·韩林儿传》中。

韩林儿是死于溺毙。但他真正的死因，其实是因为朱元璋所下的毒手。这是大多数人都认定的说法，似乎已成定论。《明史·廖永忠传》记载："韩林儿在滁州，太祖遣永忠迎归应天，至瓜步覆其舟死。帝以咎永忠。"《蒙兀儿史记》也称："朱元璋弑其主韩林儿，伪宋亡。"

朱元璋为了要除掉这称帝道路上的障碍物，于是设计陷害韩林儿。他才是此案的真正元凶！

南宋最后一位皇帝赵昺

另外一位淹死在大海的皇帝是宋朝的赵昺（1272—1279），是南宋的第九位也是最后一位皇帝。他在 6 岁登基，7 岁葬身大海，做了两年皇帝，相信连他自己也不知道自己是皇帝呢！

一说到末帝，人们就会马上想起陪他一起去死的陆秀夫（1236—1279）。当时南宋已经在 1276 年投降元朝，结束了 319 年的统治。大臣陆秀夫在临安（今浙江杭州）失守后逃到福州，和张世杰等人先立赵昰（xia）为帝，是为端宗。赵昰死后，这些遗臣又拥立端宗的弟弟赵昺为帝，史称末帝。陆秀夫等人在崖山（今广东新会南部）建立起流亡朝廷。陆秀夫担任左相，继续进行抗元活动。可惜宋朝气数已尽，1279 年最终为元军所败。陆秀夫自知大势已去，无望逃脱，下定宁死不辱的决心。临终前演出悲壮的一幕。他不忍看见大宋朝天子被逮捕后，受到百般凌辱，于是对末帝说："事至如此，陛下当为国捐躯……德祐皇帝（末帝兄长赵显）辱已甚，陛下不可再辱。"然后背着这身穿龙袍、胸挂玉玺的懵懂娃娃国君，跳入崖山投海而死。

几天之后，陆秀夫的尸体浮出海面，被乡人收葬。元军在清理战场的时候，也发现一具身穿黄衣的小孩尸体，身上带有金玺，上书"诏书之宝"四字，证实末帝赵昺是淹死在大海中，这是历史事实。

赵昺

春秋时期晋景公姬獳

把历史倒退一两千年，说说晋景公姬据（獳）。景公是中国春秋时期诸侯之一，生卒年份不详，我们只知道他是在公元前599到前582年在位。有人把景公列入被溺毙的帝王的名单，但我不把他的死列为溺毙案例。

关于晋景公的死，《左传》只用了一句话描述。这一句话是："将食，涨，如厕，陷而卒。"这句话就被后人解读为被"淹死"（呛死）的，把"陷而卒"解释为跌倒在茅厕或是坠落茅坑下的粪池或池塘窒息而死。

对于晋景公的真正死因，我是有所怀疑的。他是真的溺毙，还是猝死在厕所里？最可能的是他晕倒厕内，失去知觉，然后坠落粪池或池塘，窒息而死。"陷"这个字有很多种含义，不知道"陷"的准确意思是什么？

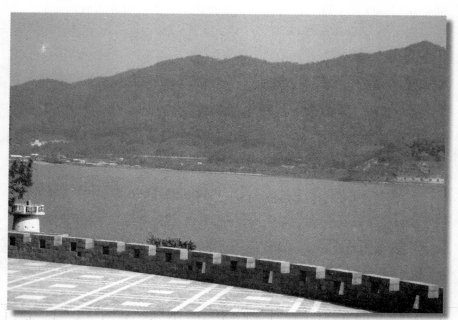

广东新会之崖山

作者 摄

晋景公是跌倒在厕所里，还是坠落水中？还有，身为诸侯或君王，他们所用的厕所是否真的那么简陋，设施很差？

其实晋景公这老人家已经有病在身，感觉胸膈间疼痛。有史书记载秦国太医高缓曾被请来为他看病。太医诊断晋景公的病，已病入膏（心之下）肓（膈之上），针灸药物都不会"到位"奏效。这所谓胸膈间疼痛，相信是冠状动脉狭窄、栓塞而导致心肌缺血，引起心绞痛，是严重冠心病的征象。结果景公最终因心脏病暴发，倒毙在厕所里。

虽然有人认为在如厕时倒毙是"可笑"的事（更有人说是很搞笑！），其实在如厕时猝死并不足为奇。

理论上，在排便时，人需要闭气用力，碰上有严重心血管病的人，这种闭气作用会使心脏的血液输出有过度射出的现象，造成血液动力变化，血压上升，可能会冲击已经有病理变化的血管，造成血管内血栓脱离，引发血管栓塞、心脏病暴发或中风。

当然，在公元前的年代，哪里会有心电图、冠状动脉造影术，以及其他高科技来诊断冠心病，也没有动脉搭桥或在冠状动脉置入支架这些医疗法。得了冠心病，唯有听天由命，"坐以待毙"了！

晋景公也有可能是因脑出血或中风而猝死的。可惜当时没有对他进行尸体解剖，所以晋景公的死因，只能成为"悬案"！

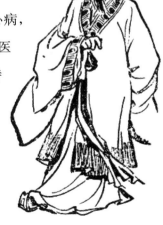

晋景公姬獳

283